これから始める
臨床化学

志保 裕行
若月 香織 著
玉川　進

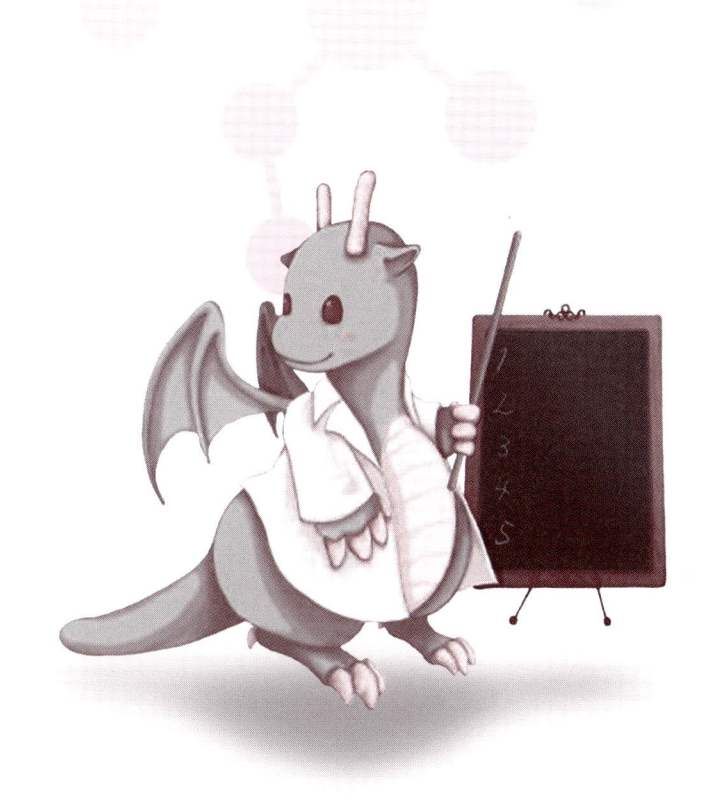

医歯薬出版株式会社

序文

　本書は，臨床化学の分野に新しく配属された新人の方や，日常ルーチン検査でこの分野に携わっていない方を対象に，実用的な入門書として執筆いたしました．

　近年，臨床化学分野は自動化が著しく進歩したために，検体を分析装置で測定さえすれば信頼のおけるデータを得ることができると誤解している臨床検査技師の方々が増えてきたように思います．しかし，臨床検査におけるすべての分野で同じことがいえますが，いかに高性能な機械化が進んだとしても，検査精度を含めた信頼のできるデータを得るためには学問的な知識と経験が必要となります．

　比喩的な話になりますが，最近の旅客機のハイテク化には目を見張るものがあります．自動操縦を含めてコンピュータが機体を管理して，より安全な運行が可能なシステムが導入されてきていると聞いています．では，このようなハイテク機ではパイロットの方々の能力は関係ないのでしょうか．知識や経験とは無関係に誰でも安全に操縦することができるのでしょうか．当然，答えは否であり，皆が認めるところであると思います．ではなぜ，臨床化学分野では，自動化が進むと分析装置に依存してしまう現象になるかという疑問が生まれます．これは，臨床化学分野が広範囲にわたった知識が必要なため取っ付きにくく，学問的な教科書はあるが実務に適した本が少ないことが原因の一つではないかと思います．実際に著者の周りにいる若いスタッフから，臨床化学の実務を学びたいので良い本を紹介してほしいと相談されましたが，経験のないスタッフに紹介できる本は見当たりませんでした．これが本書の出版に至った経緯です．

　本書の構成は「1．自動分析装置」「2．精度保証」「3．測定体系」「4．測定原理」「5．遺伝子検査」「6．事例集」としています．臨床化学分野では，測定に使用される分析装置の特徴（機器特性）を理解して使用しなければなりません．また，市場にはそれぞれの項目で複数の測定原理が存在しています．これらを組み合わせて測定体系を基本として日常の検査を行っていかなければなりません．そして，測定されたデータを医療の現場で意義のあるものにするためには，精度保証が重要となります．実際の現場では，些細なことから難易度の高いものまで様々な事例が生じ，これらに対して的確で速やかな対応が求められます．そこで，経験の少ない方々のために，実際に起こった事例を一部ではありますが事例集として掲載しました．遺伝子検査については臨床検査の各分野に関係しており，今後急速に進歩していく検査だと考えられます．そこで遺伝子検査の入門的な内容を紹介しています．また，本書では，memo や column などの欄で要点や補足説明を行っています．第4章で

は，初心者の方を対象として，実際の現場で役立つ知識を「わかばさんへアドバイス」として盛り込みました．

　このように本書では，基本的なことをできるだけ簡単に説明し，実際に起こりうる現象について例をあげて解説しています．したがって，専門的な部分についてもっと詳しく勉強したい方は他の書籍をご利用下さい．また，情報提供という形で参考資料として主な生化学自動分析装置なども掲載していますのでお役立て下さい．これを機会に，少しでも多くの方々が臨床化学の分野に興味をもっていただければ幸いです．

　最後に情報提供していただいたメーカーの方々，そして出版にあたりご協力いただいた医歯薬出版には深く感謝申し上げます．

　　2014年12月

著者代表　**志保　裕行**

これから始める**臨床化学**
CONTENTS

序　文 iii

第1章　自動分析装置 1
1. 異常値への対応 1
2. 基本的な確認事項 2
3. 不良データの要因 5
4. 検体に依存する異常反応 8
1）免疫化学測定における非特異反応／8
2）異常ヘモグロビン／9
　（1）HbF％が高い場合：HbA1c値の再計算方法／10　（2）検体の遠心分離の影響／10
　（3）HbA1c低値検体の留意点／10　（4）HbA1c高値検体の留意点／11
3）血糖の秘密／11
column 食生活の変化とインスリンの関係 13
column 臨床化学自動分析装置の進歩 15

第2章　精度保証 17
1. 測定誤差 18
1）精密さ（precision）／19
2）正確さ（trueness）／19
3）誤差の許容限界／22
　（1）Tonksの許容誤差範囲／22　（2）北村の許容誤差範囲／22
4）精度管理／23
　（1）内部精度管理／23　（2）外部精度管理／23
　（3）管理試料を用いる精度管理／23　（4）管理試料を用いない精度管理／26
■統計学小話 31
column 不確かさの概念 20

第3章　測定体系 37
1. 精確性の伝達 37
2. 検量方法 38
1）多点検量線の概略／38
2）スプライン関数／39
3. 検出限界 41
1）2SD法／41
2）希釈法／41
3）P.P.法（precision profile法）／41

4．単位 ··· 42
1）酵素活性単位／42
2）SI 単位／42
3）SI 接頭語／43
4）ギリシャ語アルファベット／44

第4章　測定原理 ··· 45

1．蛋白関連 ··· 45
総蛋白／45
アルブミン／45

2．血糖関連 ··· 46
グルコース／46
ヘモグロビン A1c ／48
グリコアルブミン／50
1,5 - アンヒドログルシトール／51

3．酵素 ··· 52
アスパラギン酸アミノトランスフェラーゼ／52
アラニンアミノトランスフェラーゼ／52
乳酸脱水素酵素／53
コリンエステラーゼ／54
γ - グルタミルトランスフェラーゼ／55
アルカリホスファターゼ／56
ロイシンアミノペプチダーゼ／57
アミラーゼ／58
P 型アミラーゼ／60
クレアチンキナーゼ／60
CK - MB ／61

4．脂質 ··· 62
総コレステロール／62
中性脂肪／63
HDL - コレステロール／65
LDL - コレステロール／66
リン脂質／67
遊離脂肪酸／68

5．非蛋白窒素化合物 ··· 69
尿素窒素／69
クレアチニン／71
尿酸／72
アンモニア／73

6．電解質 ··· 74
ナトリウム／74
カリウム／75
クロール／75

血清浸透圧／76
　　　カルシウム／77
　　　無機リン／79
　　　マグネシウム／81
　　　血清鉄／82
　　　鉄結合能／82
　7．その他 ……………………………………………………………………… 83
　　　総ビリルビン，直接ビリルビン／83
　8．免疫化学 …………………………………………………………………… 86
　column 臨床検査の結果解釈と判断基準について ………………………… 85

第5章　遺伝子検査 …………………………………………………… 91

　1．遺伝子検査とは …………………………………………………………… 91
　　1）病原体遺伝子検査／91
　　2）ヒト体細胞遺伝子検査／91
　　3）ヒト遺伝子学的検査／91
　2．遺伝子とは ………………………………………………………………… 92
　3．遺伝子を調べる方法 ……………………………………………………… 94
　　1）遺伝子を増やす／94
　　2）見えるようにする／94
　　　　（1）電気泳動法／94　（2）リアルタイム PCR 法／95
　　　　（3）DNA シークエンス法／96　（4）FISH 法／96
　4．検査上の注意点 …………………………………………………………… 97
　　1）検査前の注意点／97
　　2）検査時の注意点／98
　　　　（1）病原体遺伝子検査／98　（2）ヒト体細胞遺伝子検査／98
　　　　（3）ヒト遺伝子学的検査／98
　　3）検査後の注意点／99
　column k-ras と EGFR ………………………………………………………… 99

第6章　事例集 ……………………………………………………………… 101

　1．「不思議な」データ ……………………………………………………… 101
　2．臨床化学 Q&A …………………………………………………………… 108
　3．データ不良の事例 ……………………………………………………… 112

　参考資料 ……………………………………………………………………… 117
　　主な生化学自動分析装置／117　主な免疫化学測定装置／121　主な検体分注装置／122　主な血糖，HbA1c 測定装置／123　遺伝子解析装置／124　参考文献／125　協力企業一覧／126

　索　引 ………………………………………………………………………… 127

vii

第1章 自動分析装置

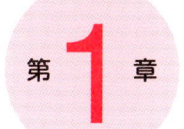

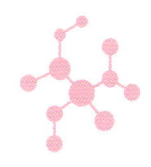

1. 異常値への対応

　臨床化学において，自動分析装置は高度化し高性能なものへと進化してきました．しかし，いかに装置の性能が上がっても，日常検査において異常データに遭遇することは少なくありません．そのような場合，この異常データが分析装置や試薬に起因するものか，試料によるものかを見極め，原因とその対策を速やかに判断する必要があります．

　臨床化学の分析は迅速性が求められることから，共存分析を基本として測定体系が構築されていることが多いのです．すなわち，生体試料は複合多数成分系であるため，目的の成分を分析するときに共存する他成分がそれを妨害し，測定値に影響を及ぼすことがあります．そのため，いかに高性能でハイテクな分析装置を用いても異常データから逃れることはできません．

●臨床検査技師としての技術力

　データを異常と判断するか正常と判断するかは（第2章 精度保証の項を参照），実際に分析を行う担当者に委ねられることになりますが，ここに臨床検査技師としての技術力が大きくかかわってきます．水道の蛇口を捻るときれいな水が流れてくるがごとく考え，分析装置から出たデータに何も疑問をもたず，垂れ流し状態で検査を行うならば，数多くの不具合が存在するデータが臨床の場に出ていくことになってしまいます．臨床化学分野で仕事をする場合，化学はもちろんのこと，機械工学，臨床病理，数学（統計学）の知識が必要となりますが，本書の目的はあくまでも入門書であるため，より深い知識は専門書を参考にしてください．

●異常データに対する考え方

　異常データが発生した場合，現象の把握が重要となります．まず，異常データの項目数，発生の頻度，発生時期などに分類して考察します．分析不良の原因としては，試薬の異常，分析装置の異常，検体や標準物質を含めた試料の異常に大きく分けられます．

　考え方の解析フローチャート（**図1-1**）は，日本臨床検査自動化学会より提示されており，これに則って確認していくことが理想となります．当然使用している分析装置の特性を念頭に置いて判断することになりますが，実際の現場では異常の原因を追求している時間や設備がない場合が多いのです．そのため，フローチャートの骨格と，試薬と分析装置に対して最低限の確認事項（後述のメモ参照，p.4）を念頭に置いて，速やかに対応する必要があります．

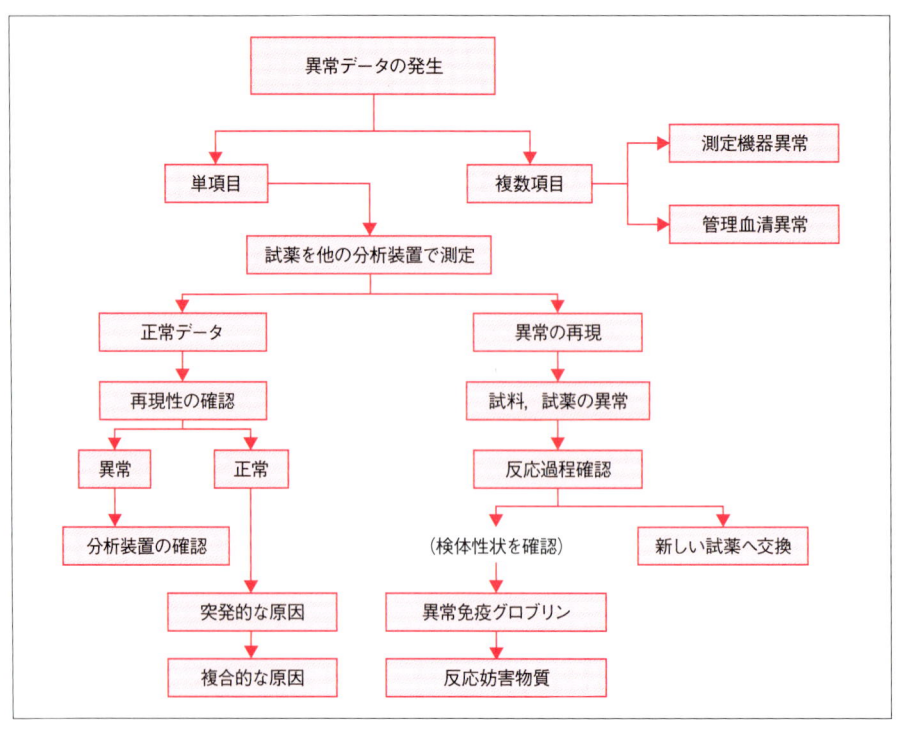

図 1-1 異常データの一般的な考え方
（JJCLA 日本臨床検査自動化学会会誌より）

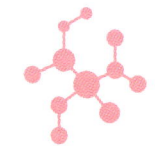

2. 基本的な確認事項

　異常データが出現したとき，最初にそのデータが分析不良によるものか否かを判断しなければなりません．とくに，そのデータがパニック値であるときは慎重かつ速やかな対応が望まれます．パニック値は当然のことながら重篤な病態を反映している場合が多く，患者の生命の危機にかかわりますので，早急に主治医等へ連絡する必要があります．したがって，正常に分析されているにもかかわらず，再検や分析装置のチェックなどを行って報告が遅れることのないようにしなければなりません．その判断については，第 2 章の精度保証の項を参考にしてください．また，パニック値の対応については，職場内でマニュアルを作成し，スタッフが統一した対応を行えるように準備しておくことが必要です．

●フィブリン析出によるサンプリング不良

　分析不良であった場合は，検体，操作，装置のどれに由来するのかを考えます．そこで発生頻度が高いのが，検体からのフィブリン析出によるサンプリング異常です．検体分注装置で分注された子検体を使用する場合は，分注装置側でフィブリンの析出に気が付く場合が多いのですが，遠心分離した親検体をそのまま分析装置にかける場合はとくに注意が必要です．したがって，分析を行う前に何らかのタイミングで検体性状（溶血，黄疸，乳び），フィブリンの析出の有無を確認する必要があります．

フィブリンの析出が原因で異常データが出現したと判明した場合は，その後もノズルの詰まりによるサンプリング不良が続くケースもありますので，慎重にその後に続く検体のデータを観察しましょう．その際，多くの場合はサンプリング量不足で測定値は低値を示しますが，まれにフィブリンの塊がサンプリングされ高値を示す場合があり，最悪の状態ではセル内の反応液に残っていたフィブリン塊が洗浄系部分で詰まることにより，セルの洗浄不良をきたすこともあります．

●**タイムコースで反応状態を確認**

フィブリンの析出を認めない場合はタイムコースで反応状態を確認します．タイムコースは多くの情報を得ることができるので，かならず確認するようにしましょう．操作に由来する事項では，試薬の交換や補充の有無やキャリブレーション取得の確認をします．すなわち，データ不良が発生した場合，その前に行った作業に誤りがないことを確認するのがポイントとなります．最後に分析装置に由来するデータ不良として，各プローブでの洗浄水の吐出状況や，攪拌棒の汚れやコーティング

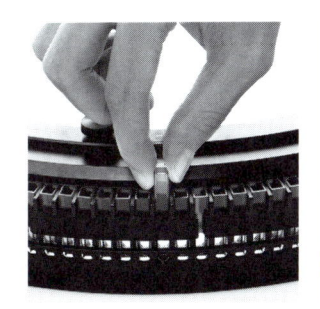

図1-2 セル交換，確認（ベックマン社）

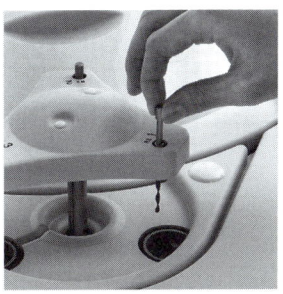

図1-3 攪拌棒の交換，確認（ベックマン社）

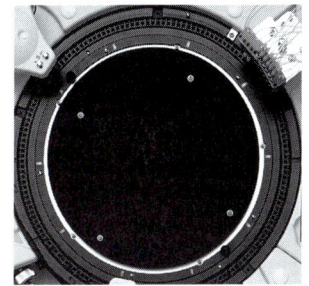

図1-4 反応セル（ベックマン社）

memo

- **分離剤入り採血管**：臨床化学で用いられている採血管には，凝固促進剤としてシリカ微粒子やアクチベータ（ガラス微粒子）がコーティングされているが，高速凝固タイプの採血管は，これらの促進剤に加えトロンビンやレプチラーゼを使用して，より高速に凝固を促進している場合がある．このような採血管で採血量が少ない場合，添加物の比率が高くなり，膠質反応に影響を及ぼす可能性があるので注意する必要がある．
- **フィブリンの除去**：人工透析，抗凝固剤使用，凝固時間不足などによりフィブリンが発生した場合，フィブリンの除去が必要となる．除去する際に竹串などを使用した場合，竹串から成分が流出してKなどが高値を示すことがある．この場合，竹串を一晩水に浸けるなどの対応により回避することができる．

のはがれなどがないことを確認します．その他に，光学系やセルの状態も確認して正確性と精密性のチェックを行います．対応方法や分析装置の使い方は，メーカーによって異なりますので，各分析装置のマニュアルを参照してください（**図 1-2〜図 1-4**）．

📝 memo　　異常データ出現時の基本的確認事項

●**検体に由来する確認事項**
・検体性状の確認（溶血，乳び，黄疸，フィブリンの析出状態，図A）
・タイムコースの確認（異常免疫グロブリンや酵素アノマリー[注1]も念頭に！）

●**操作に由来する確認事項**
・試薬交換の有無（試薬ブランク値の確認）
・試薬液補充量の確認
・キャリブレーション取得の有無確認（キャリブレーションO.D[注2]値の確認）

●**分析装置に由来する確認事項**
・コンタミネーション[注3]を疑い，以下について装置を確認
　・洗剤原液の使用量，各洗浄水量（プローブ，攪拌，キュベット）の吐出確認
　・攪拌棒の汚れやコーティングはがれ
　・単独測定でのデータ確認（正確性，精密性）

注1）酵素-免疫グロブリン複合体
注2）O.D：optical density．光学濃度（光学密度）．
注3）汚染（contamination）

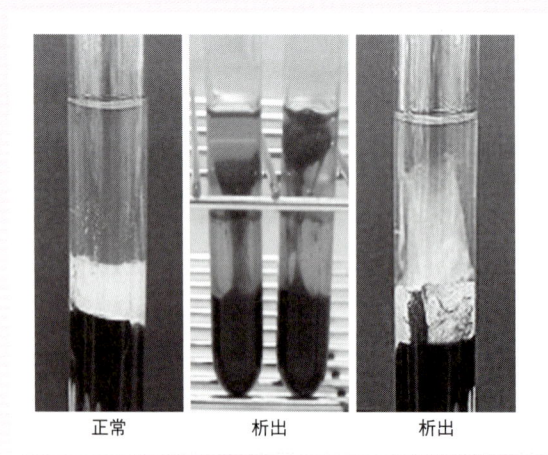

正常　　析出　　析出

図A フィブリンの析出状態

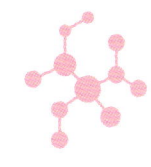

3. 不良データの要因

　分析不良の要因は，分析装置，試薬，標準物質，検体（測定試料）に分類することができます．まずは原因の特定が急務となりますので，そのためには現象を把握することが大切です．分析不良が起こったのは単項目か多項目か，発生頻度はどの程度か，発生時期はどのタイミングで起こったかを調査します．また，多項目の場合は分析装置の機構を加味して項目の共通性を考えます．これらの情報から原因を探り，対策を講じて速やかな改善を試みます．

　分析不良の原因が，操作やメンテナンス不良または外部環境であり，分析装置の機械的な不具合ではないケースも多くみられます．その場合，まず最初にサンプルプローブで検体の詰まりを確認することが必要ですが，それでも解決しない場合は，データ不良が発生した直近の作業に問題がなかったかを確認します．たとえば，校正（キャリブレーション）を行った際に，標準物質のロット変更を見逃し設定値を変更していなかった場合，すべての測定データがシフトしてしまいます．また，分析装置によっては，試薬の設定場所の間違いによって分析不良を起こしたり，試薬

●不良データの要因
1. 装置：装置の故障（図1-5），操作，メンテナンス（図1-6），環境（図1-7）
   1) 洗浄系
      a. 電磁弁動作不良
      b. 配管・チューブの汚れ
   2) 光学系
      a. 光源ランプの劣化
   3) 分注・攪拌系
      a. シリンジの摩耗・破損
      b. プローブの破損・汚れ
      c. 攪拌棒の曲がり・削れ
   4) その他
      a. 外部環境（室内温度など）
2. 試薬　　　　安定性，保存，調整
3. 標準物質　　安定性，保存，調整
4. 検体（試料）安定性，保存，妨害物質

●現象の把握
1. 単項目か複数項目か
2. 発生の頻度
3. 発生時期

●項目の共通性の確認

を補充したことが原因で試薬ブランクが変化したりする場合もあります．

　外部環境による原因としては，温度や埃，水の純度などが挙げられます．

　分析装置の不具合以外にもさまざまな要因が考えられますので，系統立てて考察し，速やかに原因を確定して適切な対応をしなければなりません．

　図 1-6，図 1-7 に，機械的な故障や不具合以外の要因をまとめてありますので参考にしてください．

異常値・不具合が発生したときは…

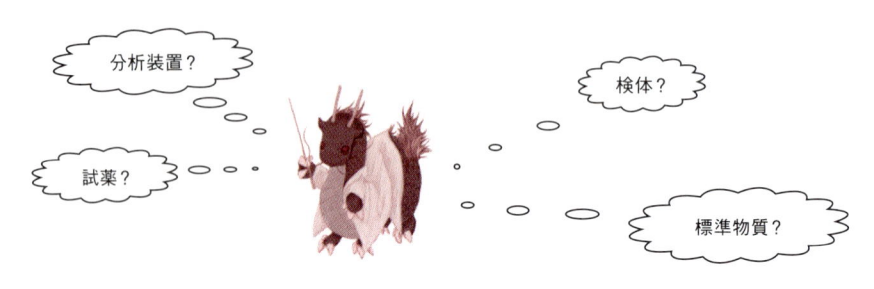

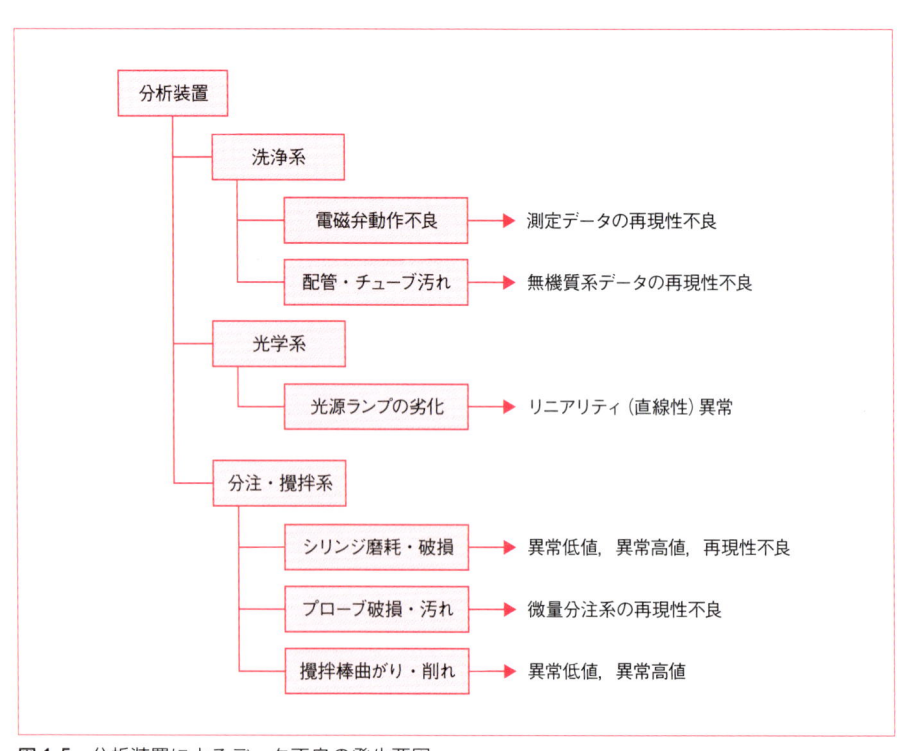

分析装置？　検体？　試薬？　標準物質？

- 分析装置
  - 洗浄系
    - 電磁弁動作不良 → 測定データの再現性不良
    - 配管・チューブ汚れ → 無機質系データの再現性不良
  - 光学系
    - 光源ランプの劣化 → リニアリティ（直線性）異常
  - 分注・攪拌系
    - シリンジ磨耗・破損 → 異常低値，異常高値，再現性不良
    - プローブ破損・汚れ → 微量分注系の再現性不良
    - 攪拌棒曲がり・削れ → 異常低値，異常高値

図 1-5　分析装置によるデータ不良の発生要因

第1章 自動分析装置

```
分析装置
├─ サンプル関連          → プローブ衝突，検体詰まり
├─ 標準物質設定値変更    → 測定データのシフト
├─ 試薬設置異常          → 測定データのシフト
├─ 試薬補充              → 異常低値，異常高値
└─ プリンター異常        → 分析装置スタート不具合

メンテナンス
├─ 光源ランプ関連        → 光源寿命の短縮，光源のちらつき
├─ ISE配管間違い         → スロープ異常
└─ シリンジ交換          → エアーの巻込み
```

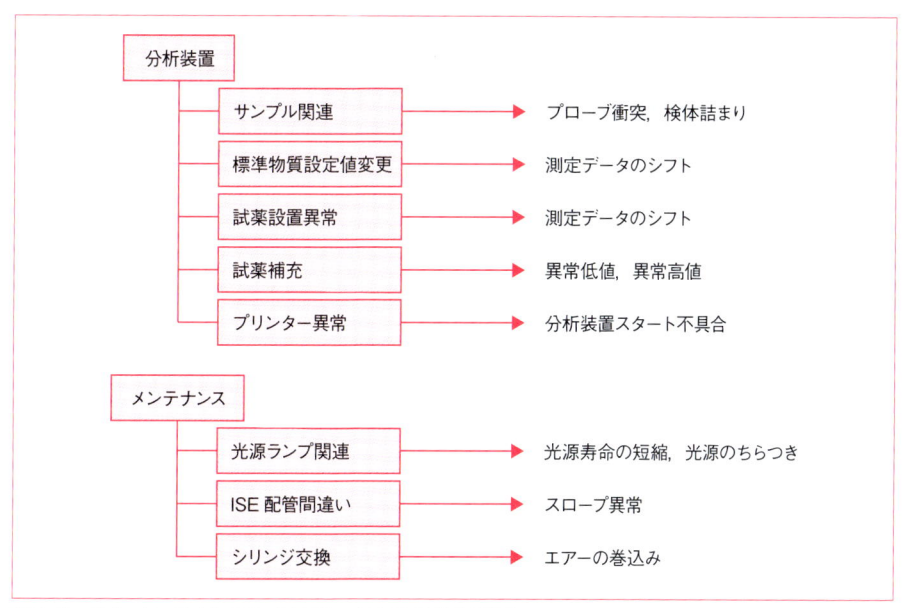

図 1-6 操作メンテナンスによるデータ不良の発生要因

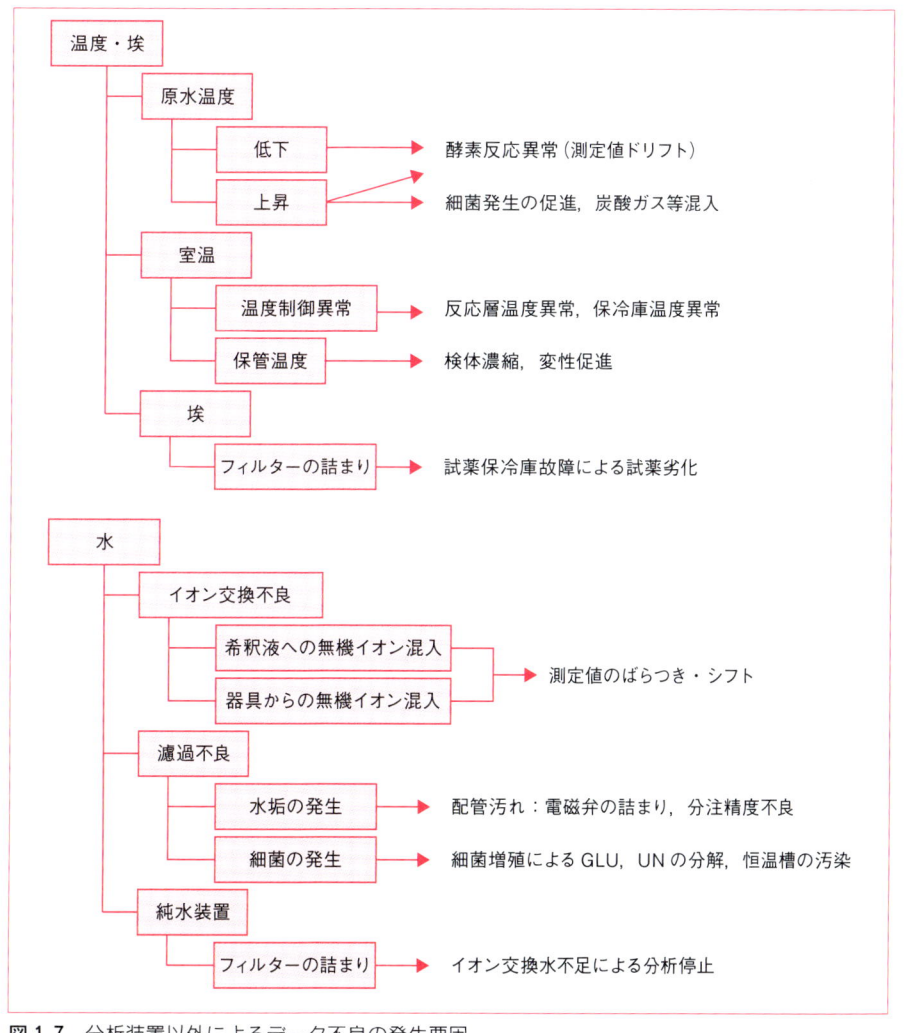

```
温度・埃
├─ 原水温度
│   ├─ 低下              → 酵素反応異常（測定値ドリフト）
│   └─ 上昇              → 細菌発生の促進，炭酸ガス等混入
├─ 室温
│   ├─ 温度制御異常      → 反応層温度異常，保冷庫温度異常
│   └─ 保管温度          → 検体濃縮，変性促進
└─ 埃
    └─ フィルターの詰まり → 試薬保冷庫故障による試薬劣化

水
├─ イオン交換不良
│   ├─ 希釈液への無機イオン混入 ┐
│   └─ 器具からの無機イオン混入 ┴→ 測定値のばらつき・シフト
├─ 濾過不良
│   ├─ 水垢の発生        → 配管汚れ：電磁弁の詰まり，分注精度不良
│   └─ 細菌の発生        → 細菌増殖によるGLU，UNの分解，恒温槽の汚染
└─ 純水装置
    └─ フィルターの詰まり → イオン交換水不足による分析停止
```

図 1-7 分析装置以外によるデータ不良の発生要因

7

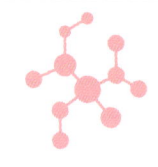

4. 検体に依存する異常反応

1）免疫化学測定における非特異反応

　近年，免疫化学測定法で対象となる項目は微量成分であり，疾患によって大きく上昇するなど，低濃度から高濃度までの測定が要求されることから，感度と測定レンジの拡大を追求しながら大きく進歩してきました．測定原理では競合法からサンドイッチ法へ移行し，使用される標識物質も放射性同位元素から酵素，蛍光物質，化学発光物質へと移り変わってきました．しかしその反面，固相の表面積を広げて抗体を多く使用することにより，非特異反応が増大する可能性も出てきました．免疫化学測定では血液中の微量成分を分析するために，また，サンプリングにおいては生化学分析よりも多くの検体量が必要となるため，試料の影響を受ける可能性が高くなります．

　異常データに対する基本的な考え方は生化学分析と同じですが，異なる部分としては測定系に抗体を使用していることから，非特異反応や変異が挙げられます．たとえば，測定原理に競合法を用いていた場合，検体中の測定対象物質に対する自己抗体が標識抗原と反応し，異常高値を示すことがあります．また，ワンステップのサンドイッチ法を用いて測定したとき，検体中に多量の測定対象物質が存在していると，プロゾーン現象により偽低値を示すことがありますので注意が必要です．

プロゾーン現象：抗原または抗体のどちらか一方が過剰なために，反応が抑制される濃度領域が現れること．

●非特異反応

　免疫化学測定では，測定原理に抗原と抗体の特異性を利用していることから，まれに，血液中に存在する物質が標識抗体あるいは標識抗原と非特異的に結合したりそれらを阻害したりすることがあり，これを非特異反応とよんでいます．

　サンドイッチ法の抗原測定を例に考えてみると，非特異物質が固相化抗体と標識抗体に橋渡しをするように結合して，抗原の存在なしで測定されるため，偽高値を示す場合があります．また，非特異物質が固相化抗体や標識抗体とそれぞれ単独に結合し，抗原を介したサンドイッチ結合を妨害して偽低値を示す場合もあります（**図 1-8**）．その他に，非特異物質が抗体にかぎらず固相表面やセルに結合することもあります．

　非特異反応に関与する物質としては，異常蛋白（M 蛋白，クリオグロブリンなど），高脂質，フィブリン，異好抗体，自己抗体などが報告されています．また，多くの免疫化学測定でマウスのモノクローナル抗体が使われていることから，非特異反応のなかでも，HAMA（human anti-mouse antibody）は有名です．そのため，最近では HAMA の影響を防ぐため HAMA ブロッカーを加えて非特異反応を抑える試薬が増えてきました．

　非特異反応を確認する方法としては中和試験，希釈直線性試験および他法での分析などがあります．このなかで，希釈直線性試験が実際の現場で簡便に確認できる方法です．希釈直線性試験は，異常反応を示した検体を指定された希釈液で倍々希釈して直線性を確認するものです（**図 1-9**）．非特異反応物質による異常反応である場合，結合力が弱く，希釈直線性が不良となることが多くみられます．

図 1-8　非特異反応（サンドイッチ法の場合）　　　　図 1-9　希釈直線性試験

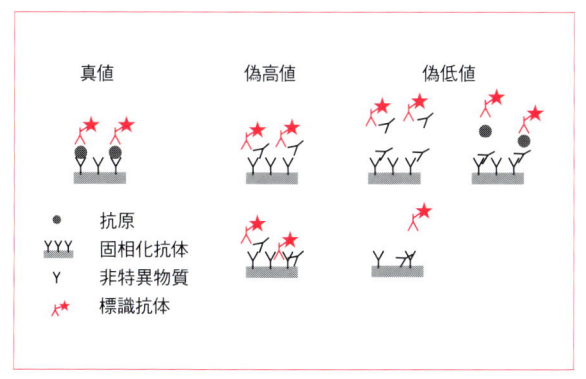

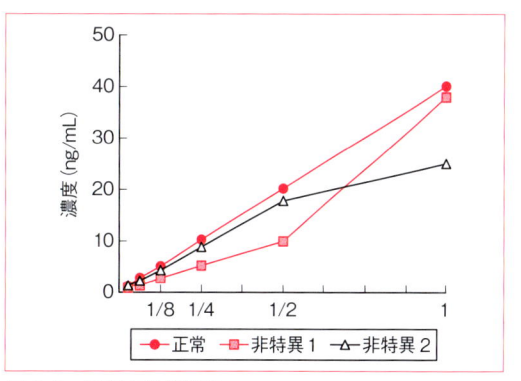

	サンドイッチ法	競合法
非特異反応1 測定値が高い	（シグナルが高い） 標識抗体が固相化抗体に結合している	（シグナルが低い） 標識抗原が固相化抗体に結合できない
非特異反応2 測定値が低い	（シグナルが低い） 標識抗体が固相化抗体に結合できない	（シグナルが高い） 標識抗原が固相化抗体に結合している

表 1-1　希釈直線性試験の解釈

　この試験の解釈を，サンドイッチ法と競合法について，測定値が高い場合と低い場合に分けて分類していますので，参考にして下さい（**表 1-1**）．

2）異常ヘモグロビン（Hb）

　異常 Hb とは，Hb の α 鎖および β 鎖のアミノ酸配列が通常とは異なる Hb の総称で，Hb 中の 1 残基のアミノ酸が置換されている例が多くみられます．この異常 Hb の種類は 1,000 以上といわれ，日本人の発生頻度は 1/2,000～1/3,000 人程度といわれています．一般的に異常 Hb の多くは臨床的に無症状な場合が多いのですが，まれに重篤な臨床症状を示す代表例では溶血性貧血などがあります．

　HbA1c を測定する際，異常 Hb が存在すると，Hb のアミノ酸が置換されているので Hb 表面の電荷が通常とは異なります．したがって，正常なクロマトグラムを描かない場合が多くあります．そのため，HPLC 法では正確に分析することが困難となります．また，免疫法や酵素法では HPLC 法に比べると影響は少ないですが，異常 Hb の種類によっては HbA1c 値を正確に測定できない場合があるので注意が必要です．

　HPLC 法で異常 Hb を確認するポイントとしては，①クロマトグラムの形を確認する，②HbA1c のピーク形状や保持時間（リテンションタイム）を正常に分析された他の検体と比較する，③HbA1c の値が血糖値や前回値と極端に乖離していないかを確認することが必要です．

　HbA1c が低値を示す例で，実際に多く遭遇するのが HbF です．HbF は α 鎖と γ 鎖から構成される胎児性 Hb であり，正常範囲はおおむね 0.0～1.5% 程度であり，

貧血や造血器疾患で高値を示すとの報告はありますが，臨床的な意義は確立されていません．HPLC法は相対比率で計算しますので，HbFのエリアが高くなるとHbA1cは低値となります．この場合，再計算することによりある程度補正することは可能です．

(1) HbF%が高い場合：HbA1c値の再計算方法

① TOTALエリアからHbFエリアを除いて，補正前のHbA1c%を求めます．

補正前のHbA1c% ＝ (HbA1cエリア/ (TOTALエリア－HbFエリア)) ×100

②①で得られた値を，キャリブレーションファクターに代入し，補正後のHbA1c%を求めます．

(2) 検体の遠心分離の影響

免疫法を用いた分析装置では，遠心分離した状態でサンプリングする方法が用いられる場合があります．この場合，遠心分離された血球層では，古い赤血球と新しい赤血球の比重の違いによりHbA1cの濃度勾配ができます．HbA1c濃度は古い赤血球では高く，新しい赤血球では低くなっています（**図1-10**）．このことが原因で，検体のサンプリング位置によってHbA1c測定値が変動する場合があります．それゆえ，検体の平均HbA1c値を求めるには，全血状態で攪拌した検体を使用することが望ましいといわれています．貧血や透析患者では，とくにこの傾向が強く現れます．

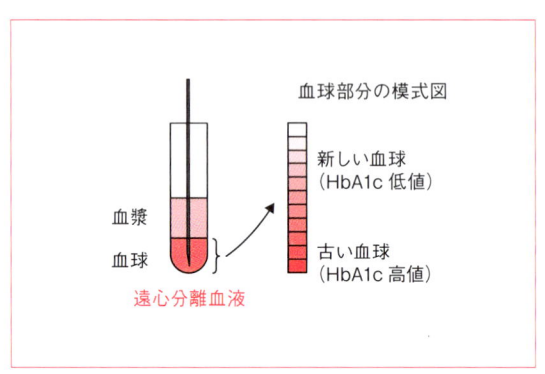

図1-10　遠心分離をした状態でサンプリングした場合

(3) HbA1c低値検体の留意点

①低血糖

HbA1c値と血糖値の間に乖離がないかを確認します．

②血球寿命の短縮によるHbA1c低値

古い血球は安定型HbA1cが高値で，新しい血球は低値です．血球寿命の短縮により新しい血球の比率が増えるため，血糖値に比べてHbA1c値が低値となります．

③増血剤（エリスロポエチンなど）の投与による HbA1c 低値

造血剤の投与により、新しい血球の比率が増加するため、HbA1c 値が低値となります．

④異常 Hb

A0 エリアのなかに異常 Hb のピークが隠れており、血糖値と HbA1c 値が乖離します．

(4) HbA1c 高値検体の留意点

①高血糖

HbA1c 測定値と血糖値の間に乖離がないかを確認します．

②異常 Hb

HbA1c ピーク付近に異常ピークが重複する場合、クロマトグラム上に異常は認められませんが、血糖値と乖離する場合があります．

3) 血糖の秘密

近年、チーム医療の重要性が注目されています．そのなかで臨床化学分野にかかわるのが糖尿病教室や栄養サポートチーム（NST）です．これらの医療チームに参画する場合、とくに糖尿病に深く関与する血糖についての知識が必要となります．そこで、糖尿病教室を念頭に、実際の現場で役立つような内容で話を進めます．

● 糖質とは

体に必要な三大栄養素は、蛋白質、糖質（炭水化物）、脂質です．これらの栄養素は身体を構成するなど、生命を維持するためには必要な成分です．また、これらの栄養素を異化することによりエネルギー（ATP）を得ることができます．

このなかで最も効率がよいのが糖質です．糖質とは、単糖類、二糖類、多糖類など、糖が単独もしくは多数結合したものすべてを総称しています．単糖類は、分子内にアルデヒド基を含むアルドース（aldose）とケトン基を含むケトース（ketose）の2種類があります．血糖とは血液中の無形成分（血漿成分）に含まれているブドウ糖（glucose）を指しています．ブドウ糖は六炭糖（ヘキソース）であり、アルドースに分類されます．ブドウ糖は溶解することにより α 型から β 型へ移行して、最終的には α 型 38％、β 型 62％の状態で平衡に達します．ちなみに、血糖の測定で多く用いられているグルコースオキシダーゼ（GOD）は、α-D-glucose には作用しません．汎用自動分析装置で分析する場合は、測定系において強制的に α 型を β 型に変えて反応させます．これに対して固定化酵素電極法では、水溶液中の比率が平衡状態に達していると仮定して測定しています．したがって、粉末のブドウ糖を秤量し水溶液を作製した場合、作製直後では平衡状態に達していないため、上記の2法では測定値に差が出てしまいます．詳細は第4章の測定原理の項を参照して下さい．

2分子のブドウ糖が α-1,4-グリコシド結合したものが麦芽糖（maltose）であり、多数結合したものがデンプンです．小学校の時に実験をしたことがあると思いますが、ご飯を噛むと甘くなってくるのは、唾液中の α-アミラーゼ（EC3.2.1.2）の作

用によりデンプンの α-1,4-グリコシド結合が切断され麦芽糖が生成されるためです．また，アミラーゼは膵臓からも分泌され消化を行っています．臨床検査では，膵臓の病気を発見したり治療経過を観察したりする目的で血液中のアミラーゼ活性を測定しています．血液中のアミラーゼには，S型（唾液腺由来）とP型（膵臓由来）の2種類のアイソザイムが存在し，膵臓の障害がある場合はP型のアミラーゼが上昇しますが，流行性耳下腺炎（おたふく風邪）の場合はS型が上昇します．

●糖尿病の合併症

糖尿病とは，インスリン作用不足による慢性の高血糖状態を主徴とし，さまざまな代謝異常を伴う疾患群をいいます．糖尿病は発生初期段階では無症状か，あるいは非常に症状が軽いことが多く，この状態を放置しておくと重篤な合併症を併発する可能性が高いことが知られています．とくによくみられる合併症として，糖尿病神経障害，糖尿病網膜症，糖尿病腎症があり，これらを三大合併症とよびます．

①糖尿病神経障害

合併症のなかで最も早く症状として出てくるといわれています．知覚神経，運動神経，自律神経に障害が起こるため，手足のしびれ，怪我や火傷の痛みに気づかないなどの他，筋肉の萎縮，筋力の低下や胃腸の不調，立ちくらみ，発汗異常など，様々な症状が現れます．

②糖尿病網膜症

高血糖により目の毛細血管に障害を生じて視力が弱まり，白内障になる人も多いといわれています．また，悪化すると網膜剥離を引き起こし，最悪の場合は失明に至ります．

③糖尿病腎症

腎臓の糸球体は毛細血管の集まりです．この毛細血管に障害が生じるため腎臓の機能が低下し，最悪の場合は人工透析が必要となります．透析療法を始めると週に2〜3回，病院などで透析を受けなければならないので，日常生活に大きな影響を及ぼします．現在，人工透析の原因の1位がこの糖尿病腎症です．

●糖尿病の早期発見と治療

近年，糖尿病の患者数は予備軍も含めてますます増加しています．その対策として，糖尿病診断基準の改訂や特定健診の開始など，糖尿病の早期発見と治療に向けて各分野でさまざまな取り組みが行われています．

糖尿病対策の1つとして，糖尿病の診断基準が2010年に改訂され，HbA1cが診断基準に盛り込まれました．この改訂により，血糖とHbA1cを同時測定することで，1回の検査にて早期診断が可能となります．

糖尿病の診断基準に盛り込まれたHbA1cについて説明します．Hbはポリペプチド鎖であるα鎖とβ鎖が2個ずつ存在し，4つのサブユニット（HbA：$\alpha_2\beta_2$）から構成されている分子量約64500の蛋白質です．この他にγ鎖やδ鎖などのポリペプチド鎖も存在しており，β鎖がγ鎖に置き換わった場合HbF（$\alpha_2\gamma_2$）となり，δ鎖に置き換わった場合はHbA2（$\alpha_2\delta_2$）となります．血液中ではHbと糖類が常に共存していますので，ヘモグロビンの蛋白質部分が糖化（glycation）されることになりま

column

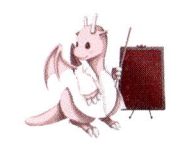

食生活の変化とインスリンの関係

　自然界の動物は，食事をとるために大きなエネルギーが必要となります．捕食者は獲物を獲るためには狩りを行わなければなりません．また，当然のことながら被食者は生き延びるために全力で逃げます．追うも逃げるも必死です．したがって動物は，瞬間的に多量のエネルギーを産生する仕組みが必要となります．すなわち，自然界に生きる動物の生体内では，血糖を上昇させることは必要ですが，血糖を下げる必要はあまりありません．進化の過程において血糖を上昇させるホルモンは多数必要となりますが，下げるホルモンはインスリンだけで十分であったと考えられます．しかし文明が進歩し，現代では多くの人達がいつでも簡単に食べ物を得ることができるようになりました．そのため，生活習慣病である糖尿病が増加してきています．近年，日本では食事が欧米化するなか，ファストフードが旭日昇天のごとく普及してきており，今後，農耕民族である我々日本人の身体が高カロリーに耐えることができるのかが不安なところです．

す．HbA の β 鎖の N 末端に糖類が結合したものが HbA1 とよばれており，HbA1a，HbA1b，HbA1c などに分離することができます．そのなかでブドウ糖（glucose）が結合したものが HbA1c で，最も量が多く安定した構造となっています．

　HbA1c は 2 段階の非酵素的な反応によって生成されます．まず第 1 段階では，中間体である不安定型 A1c（レイバイル A1c：labile A1c）が生成されますが，結合力が弱くほとんどが元の Hb とブドウ糖に戻ってしまいます．また，不安定型 A1c は一次的な高血糖や食事の影響を受けてしまいます．高血糖が続くとこの不安定型 A1c が安定型 A1c（ステイブル A1c：stable A1c）へと変化します．この安定型 A1c は結合力が強いので元には戻らず，血糖値のモニターに使用することができます．この安定型 A1c は，食事や一時的な高血糖などの影響を受けません．1994 年に発表された日本糖尿病学会によるグリコヘモグロビンの標準化に関する委員会の報告でも，この安定型 A1c のみを選択的に測定することが定められ，現在では HbA1c は安定型 A1c を示します．このように，血糖値が高いほど，また血糖にさらされている時間が長いほど HbA1c は高値となります．また，赤血球は骨髄で作られ体内を循環し最終的には脾臓で壊されます．その寿命は 120 日といわれていますので，毎日 1/120 ずつ赤血球が入れ替わります．したがって，HbA1c は 1～2 カ月の平均血糖値を表しているといわれています．

　HbA1c の測定法には，HPLC 法，免疫法，酵素法があります．HPLC 法は，カラムを使って各 Hb 成分を分離・定量するもので，HbA1c 以外にも HbF の測定や異常 Hb の存在の有無を確認することができます．免疫法は，HbA1c に特異的な抗体を用いたラテックス法が主流で，汎用自動分析装置にて測定が可能であることから大量処理に優れています．酵素法は，中性プロテアーゼとフルクトシルペプチドオキシダーゼの 2 種類の酵素を用いて，HbA1c の糖化部分を切断して測定する方法です．こちらも免疫法と同様に汎用分析装置にて測定が可能です．これらの測定法間では，分析結果に差が出る場合があります．考えられる要因としては，標準物質と試料の物理的性質の違い，各測定法での認識部位の差および機器性能の違いがありますので，各測定法の特徴を熟知することが必要となります．

血糖コントロール目標			
	コントロール目標値[注4]		
目標	血糖正常化を目指す際の目標[注1]	合併症予防のための目標[注2]	治療強化が困難な際の目標[注3]
HbA1c（%）	6.0 未満	7.0 未満	8.0 未満

治療目標は年齢，罹病期間，臓器障害，低血糖の危険性，サポート体制などを考慮して個別に設定する．

注1）適切な食事療法や運動療法だけで達成可能な場合，または薬物療法中でも低血糖などの副作用なく達成可能な場合の目標とする．
注2）合併症予防の観点からHbA1cの目標値を7％未満とする．対応する血糖値としては，空腹時血糖値130mg/dL未満，食後2時間血糖値180mg/dL未満をおおよその目安とする．
注3）低血糖などの副作用，その他の理由で治療の強化が難しい場合の目標とする．
注4）いずれも成人に対しての目標値であり，また妊娠例は除くものとする．

図 1-11　血糖コントロール目標
（日本糖尿病学会，熊本宣言2013より）

　HbA1cの測定についてわが国では，日本糖尿病学会主導で標準化されたJDS値が用いられてきましたが，米国を中心とした諸外国での測定値（NGSP値）と比較した場合，約0.4％低値を示していました．そこで日本糖尿病学会では，糖尿病の診断，治療，治験，研究等のグローバル化を重視して，2012年4月からJDS値とNGSP値の併記，2013年4月からの推進期間を経て，2014年4月からは「NGSP値単独表記・使用」が開始されました．NGSP値とJDS値は，日本糖尿病学会から示された換算式（NGSP値＝1.02×JDS値＋0.25，JDS値＝0.980×NGSP値－0.245）を用いることにより，それぞれの値を求めることが可能となります．

　血糖コントロール目標の改訂については，2013年5月に熊本で開催された第56回日本糖尿病学会年次学術集会において，「熊本宣言2013」が発表されました．この改訂では，諸外国の目標値と合併症予防などに鑑みて，従来の4分類（優，良，可，不可）を3分類にし，さらに新しい血糖コントロールの目標値をHbA1c（NGSP値）7.0％未満としています（**図1-11**）．

　このように，HbA1cは国際標準化の流れを受けて，世界共通の値として各国で使用されています．今後，糖尿病はますます増加していくことが予想されていますが，早期診断と治療を行うことが必要で，なにより合併症を防ぐことが最大の目標となります．糖尿病は自己管理も非常に大切ですので，糖尿病患者さんには正しい知識を伝えて生活習慣の適切なアドバイスをするように心がけましょう．

column

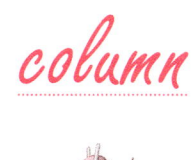

臨床化学自動分析装置の進歩

　20世紀に入ると病理学が急速に進歩し，病気の原因や進行状態と生体試料成分の関係が明らかとなってきました．とくに1950年代には臨床化学分野が急速に進歩し，検査室はそれまでの姿と大きく変わる転換期を迎えることとなりました．

　このような背景のなかで1957年，Technicon社（米国）は臨床化学検査の作業を自動化した，フロー方式であるAutoAnalyzerを米国の市場に初めて出しました．その後，1960年代には，世界各国の理化学機器メーカーや試薬メーカーが，特許で守られたフロー方式を用いない方法を模索し，ディスクリート方式の自動分析装置を開発しました．1970年代には，遠心力を利用する第3の方式である，Union Carbide社で開発されたCentrifi Chemが登場することになります．この遠心方式はランベルト・ベールの法則を巧みに利用した方法で，発売当時，非常に話題をよびました．この方法ではセルの底から光を当てる形となるため，試薬量が少なく分注されると光路長が短くなり，逆に多く分注されると光路長が長くなり吸光度が一定に保たれます．すなわち，試薬による希釈誤差の概念が打ち消され，検体量さえ正確であればある程度の精度は確保されるというものでした．

　自動分析装置は臨床検査技師が用手法で行っていた作業，すなわち検体や試薬の分注，攪拌，恒温，分光光度計による比色，計算，洗浄などの一連の作業を機械で自動的に行うことにより，短時間で多量の検体を処理することが可能となりました．

　分析結果の異常の要因などについては，それぞれの章を参考にして学んでほしいと思いますが，機械的な異常が発生した場合の基本的な考え方は用手法がベースとなります．分析装置から出た結果は絶対的なものではなく，そこに存在する分析異常を見出し，的確な対応を講じることが臨床検査技師の技術力であり責務です．とくに異常データが発生したときは何が原因であるかの迅速な判断が必要となります．

第2章 精度保証

　臨床化学における分析データは常に安定したものでなければなりません．すなわち，精度保証は最も重要な概念の一つです．分析における測定誤差要因は一般に固有誤差と技術誤差に大別されています．とくに，技術誤差を解析して問題解決していくことで，精度の向上を図ることができると考えられます．

● **管理図の導入**

　臨床化学分野では分析装置の進歩により，短時間で膨大な分析データが排出されるなか，すべての測定結果の品質を保証する必要がありました．そのため，Levy & Jennings が産業界で用いられていた品質管理手法である管理図を導入したのが精度管理の始まりです．

　この管理図を用いた精度管理の作業手順は，①日常検査で示される誤差の大きさと種類を知り，②誤差が臨床的に許容されるものかを判断し，③許容できないものであればその原因を追究し，④原因を排除して精度を確保し，⑤誤差が排除できないものであればより精度の高い分析技術を導入して日常検査の精度を確保するべきとされています．

　臨床化学検査では，管理図を用いて，科学的手法を駆使してデータの保証を行わなければなりません．しかし，この方法だけでは膨大なデータのすべてをリアルタイムに保証することは困難でした．そこで個別管理の必要性が認識されるなか，臨床検査システムにこの概念を取り入れて測定精度の向上が図られてきました．

● **精度管理**

　精度管理は，院内で実施する内部精度管理と，外部の施設とデータ比較を行う外部精度管理に分類されます．内部精度管理は，管理物質を用いて分析装置や試薬の状態を各種管理図にて管理する方法と，分析された個別の分析結果を管理する方法に分類されます．

　個別管理手法としては極端値チェック（low-high チェック），項目間チェック，前回値チェックなどが一般的です．この管理法ではリアルタイムで評価する関係上，これらの手法を検査システムに組み込む必要があり，管理手法は使用している検査システムに依存しなければならないなどの制限があります．

● **検査過誤の検出法**

　検査過誤の検出法として，1974 年に Nosanchuk らが患者の前回値と今回値との差に着目したデルタチェック法を提唱して以来，多くの検出方法が試みられています．実際の業務において，分析結果は統計学を駆使して検査過誤を防ぎながら真値を目指していますが，いかに優れた統計学的ロジックを組み込んだ最新型の臨床検

査システムを使用したとしても限界があるため，最終的なデータの確認作業をおろそかにしてはなりません．とくに，外来診療のデータは迅速に報告する必要があることから，多数の分析データを瞬時に判断することが求められます．これには分析装置を管理できる機械的知識，使用している試薬の反応を理解できる化学的知識，精度管理などの統計学を含む数学的知識，最後に臨床的病態との関係を考察できる医学的知識の4つが必要となります．

このように，測定値の管理には総合的な知識と経験が必要であり，常に自己研鑽し技術力を高めることが必要です．

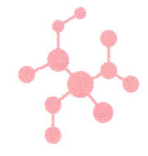

1. 測定誤差

分析は真の値（true value）を目指して測定体系を確立し，精度管理手法を用いて精度保証を行っていかなければなりません．この真の値と実際の測定値との差を「誤差」と表現しています．この真の値は測定による正しい値であると定義されていますが，実際には求めることが不可能な値です．いかに優れた分析法を用いたとしても，測定値にはかならず誤差が存在します．そこで，この「誤差」の要因を系統立てて解析し，真の値へ近づけていく作業が必要となります．

誤差要因は丹後によると，次のように（a）～（c）の3つに分類されます．すなわち，真の値がθである物質の測定値をX，分析に誤りがない場合の測定値をY，母平均をμとすると，誤差εは$\varepsilon = X - \theta$と定義され，この誤差の中身は要因別に，

(a) 分析装置の誤り
(b) 精密度（precision）または偶発誤差（random error）
(c) 偏り（bias），正確度（accuracy），系統誤差（systematic error）

$$\varepsilon = (X - Y) + (Y - \mu) + (\mu - \theta)$$
　　　分析の誤り　精密度　正確度

と表現されます．

●「不確かさ」という概念

このように，誤差要因を分析する手法は，求めることのできない真の値を基本としているところに曖昧さがあるため，1993年に精度保証に対して別の側面からアプローチする新しい概念が提案されました．すなわち，国際計測関連機関である7機関の共同編集によって，ISO（International Organization of Standardization，国際標準化機構）より「計測における不確かさのガイド」が発行されたことをきっかけとし，「不確かさ」という概念を取り入れ，測定における信頼性を国際的に標準化していく方向性が示されました．この考え方は，「真の値」と測定値との差を「誤差」と表現するのではなく，測定値が「真の値」からどの程度のバラツキの範囲内にあるかを確率で示すものです．すなわち，測定値にバラツキの大きさという統計学的なパラメータを付加して評価します．

近年，国際治験への参加を目指して臨床検査の国際標準化が進められていること

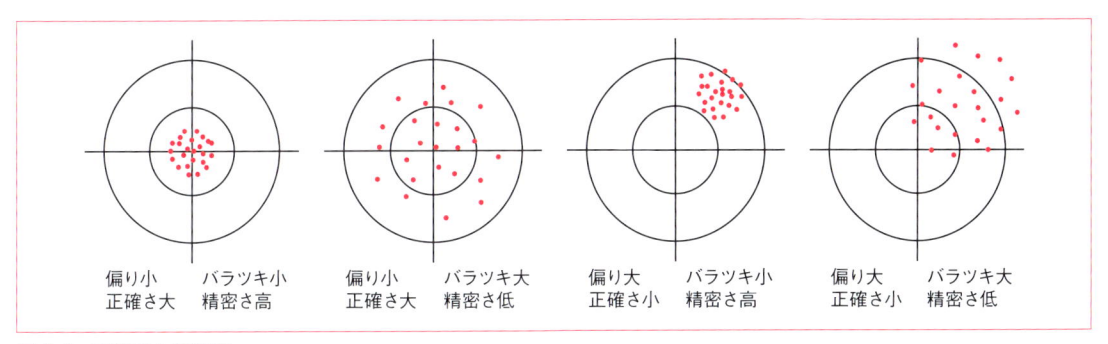

図 2-1　正確度と精密度
（丹後俊郎：検査精度と基準範囲の推定に関する統計的諸問題．*Japanese Journal of Biometrics*, 19：75～102, 1998）

から，臨床検査科でもISO15189の取得を目指している施設が増えてきており，そのなかで使用される用語の定義も国際規格に準じています．不確かさの評価概念では測定値と真の値との一致度合いを精確度（accuracy）とし，その要因を測定結果の正確さ（trueness）と精密さ（precision）に分けています．このように，精度評価に「不確かさ」という新しい概念をリンクさせて体系化しています．

1）精密さ（precision）

精密さは，一般的には再現性（reproducibility）を利用して評価されます．これは一連の反復測定を基に標準偏差および変動係数を求めるものです．精密さを評価する場合は，濃度の異なる試料を2～3種類用いることが必要です．

①同時再現性：同一試料を同時に繰り返し測定したときのバラツキ
②日差再現性：同一試料を日を変えて繰り返し測定したときのバラツキ
③標準偏差（SD：standard deviation）：同一試料をn回測定して，それぞれの測定値xと平均値$\overline{X}$との差から次の計算式にて求める．

$$標準偏差（SD）= \sqrt{\frac{\Sigma(x_i-\overline{X})^2}{n-1}}$$

④変動係数（CV：coefficient of variation）：測定値の平均に対する標準偏差を百分率（％）で示し，測定精度を比較するときの尺度として用いる．測定値のバラツキを比較する場合，それぞれの平均値が異なるときは，標準偏差での比較は困難である．そこで，平均値を100にした場合の標準偏差と考えられる変動係数が有効である．当然，変動係数が小さいほどバラツキが少なく，精密さがよいと評価される．変動係数は次の式で求める．

$$変動係数（\%）=（標準偏差（SD）/平均値（\overline{X}））\times 100$$

2）正確さ（trueness）

正確さは「真の値」に対する一致度合いを表すもので，偏りの程度です．臨床の現場では迅速性が常に求められているため，臨床化学分野では共存分析を基本とし

column

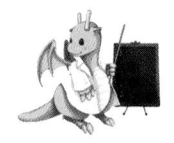

不確かさの概念

臨床化学の分野で分析精度を表す用語に，正確性や精密性などがあります．従来は，正確性と精密性を用いて誤差要因を分析して，精度保証を行っていました（詳細は本文を参照）．しかし，近年では国際標準化の波が臨床検査分野にも押し寄せ，用語も JIS で規定されているものに変わってきました．たとえば，正確性とは accuracy を意味し，精密性は precision として用いてきましたが，計測用語では accuracy を精確性（精確さ），trueness を正確性（正確さ）と日本語で訳しています．日本語では精確性と正確性は同義語として使用されていますが，臨床化学では正確性と精密性の上位に精確性がくる形となります．しかし，学校教育の現場では，従来の用語で教育している場合が多く見受けられるように感じます．そのため，就職してから臨床化学を担当した場合，用語の違いに戸惑う方々も多いのではないでしょうか？本書では学問的な見地もふまえ，あえて用語を統一はしていません．そのため同じような言葉が出てきて疑問に思うかもしれませんが，どのような場合にそれらの用語を用いているかを学んでいただきたいと思います．

JIS Z 8103：2000，計測用語（表）と不確かさ評価の概念（図）について掲載しますので参考にして下さい．

用語（英語）	日本語訳	用語の意味
true value	真の値	ある特定の量の定義と合致する値． 備考：特別な場合を除き，観念的な値で，実際には求められない．
conventional true value	（取決めによる）真の値	取決めによって，ある目的に対して妥当な不確かさをもつものとして受け入れられた値．
error	誤差	測定値から真の値を引いた値．
bias	かたより	測定値の母平均から真の値を引いた値．
dispersion	ばらつき	測定値の大きさがそろっていないこと．また，ふぞろいの程度． 備考：ばらつきの大きさを表すには，例えば，標準偏差を用いる．
precision	精密さ，精密度	ばらつきの小さい程度．
repeatability	繰返し性，併行精度*	同一の測定条件下で行われた，同一の測定量の繰返し測定結果の間の一致の度合い．
reproducibility	再現性，（室間）再現精度*	測定条件を変更して行われた，同一の測定量の繰返し測定結果の間の一致の度合い．
trueness	正確さ，真度*	かたよりの小さい程度．
accuracy	精度，精確さ*	測定結果の正確さと精密さを含めた，測定量の真の値との一致の度合い．
uncertainty	不確かさ	合理的に測定値に結びつけられ得る値のばらつきを特徴づけるパラメータ．これは測定結果に付記される．

用語（英語）	日本語訳	用語の意味
standard uncertainty	標準不確かさ	標準偏差で表される，測定の結果の不確かさ．
Type A evaluation	Aタイプの不確かさ	一連の測定値の統計的解析による不確かさの評価の方法．
Type B evaluation	Bタイプの不確かさ	一連の測定値の統計的解析以外の手段による不確かさの評価の方法．
combined standard uncertainty	合成標準不確かさ	幾つかの他の量の値から求められる測定の結果の標準不確かさ．各量の変化に応じて測定結果がどれだけ変わるかによって重み付けした，分散または他の量との共分散の和の平方根に等しい．
expanded uncertainty	拡張不確かさ	合理的に測定量に結び付けられ得る値の分布の大部分を含むと期待される区間を定める量．
coverage factor	包含係数	拡張不確かさを求めるための合成標準不確かさに乗じる数として用いられる数値係数．

表　計測・分析・試験の性能に関する用語の意味と日本語訳の現状（JIS Z 8103：2000，計測用語）
＊JIS Z 8402-1：1999，測定方法及び測定結果の精確さ（真度及び精度）―第1部：一般的な原理及び定義

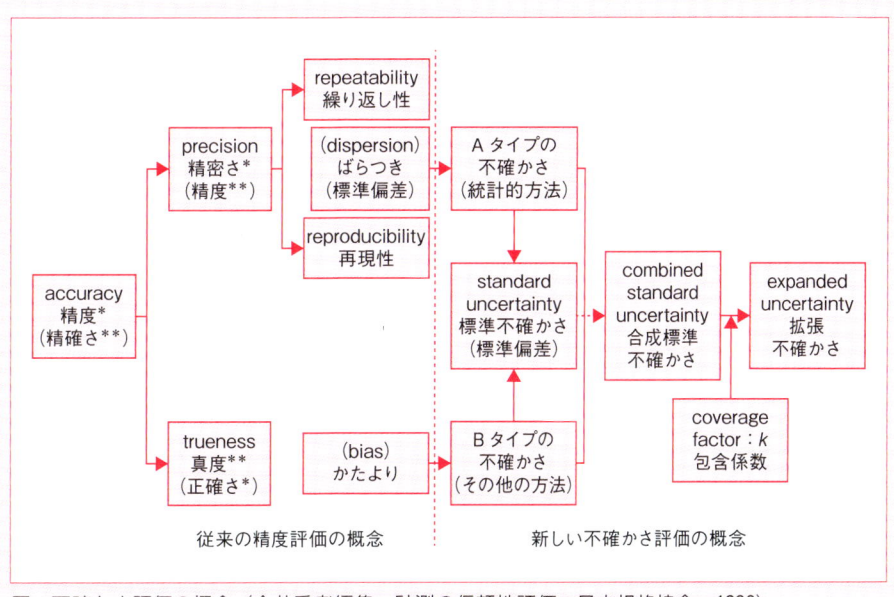

図　不確かさ評価の概念（今井秀孝編集：計測の信頼性評価，日本規格協会，1996）
＊JIS Z 8103：2000，計測用語
＊＊JIS Z 8402-1：1999，測定方法及び測定結果の精確さ（真度及び精度）―第1部：一般的な原理及び定義

て測定体系が構築されていることが多いのです．すなわち，生体試料は複合多数成分系であるため，目的の成分を分析するときに共存する他成分がそれを妨害し，測定値の正確さに影響を及ぼすことがあります．正確さの評価には，認証標準物質などの標準物質の測定，標準法との相関性，添加回収試験などがあります．

●添加回収試験（recovery test）

分析において，目的とする成分が共存する他成分に影響を受けず，特異的に分析されているかを調べる方法です．この試験は，被検血清に目的成分の純品（水溶液）を一定量添加し，この量が正確に定量されているかを調べます．ここで添加する量は，被検血清のマトリックスを大きく変えないために1/10以下にすることが必要です．

この試験での回収率100%とは，目的成分が特異的に分析されていることを表しており，100±5%以内が望ましいとされています．ただし，添加した純品が実際の存在様式と異なる場合があり，分析法の特異性を反映しない場合があるので注意が必要です．

回収率（％）＝（（添加試料測定値－無添加試料測定値）/添加量（理論値））×100

3）誤差の許容限界

どのように優れた測定法を用いたとしても，分析には常に誤差が存在します．日常検査では基本的に1回の測定値を検査結果として報告することになりますが，この同一検体を複数回測定し，その結果の平均値と測定値との差の分布を確認すると正規分布になります．したがって，1回の測定値はこの分布幅のなかにある1つの値であるといえます．すなわち，1回の測定にはどの程度の誤差が認められるかの指標が必要となります．そこで，診断学的な立場から，基準範囲や生理的変動値を基に許容誤差範囲を定める方法があります．

(1) Tonksの許容誤差範囲

誤差の許容限界は，測定値のバラツキの分布幅（±2SD）が基準範囲を求める際の基準分布の±1SDを超えてはならないとしています．この場合，測定における再現性の標準偏差が基準分布の標準偏差の1/2以内に収まらなければなりません．

許容誤差＝±（（（基準範囲の上限－下限）×1/4）/基準範囲の中央値）×100（％）

(2) 北村の許容誤差範囲

臨床の現場で患者の経過を追うには，Tonksの式では不十分なことが多くみられます．これは，式に使われている基準範囲が集団の値であることや，個体差や生理的変動を加味していないことが原因です．そこで北村は，生理的変動幅は個人の基準範囲ともいえることから，Tonksの式において基準範囲を生理的変動の幅に変えて求めることが合理的であるとして，次の式を提案しました．

許容誤差＝±（生理的変動幅の標準偏差/生理的変動の平均値）×1/2×100（％）

4）精度管理

日常検査の精度管理は，内部精度管理と外部精度管理に分けられます．

(1) 内部精度管理

内部精度管理は，管理血清（コントロール血清やプール血清）を測定し，各種管理図法を用いて分析装置や試薬の状態を管理する方法と，患者の個別データをリアルタイムに評価する方法があります．患者データを評価する手法やロジックは各施設で導入されている検査システムに依存しますが，最終的には分析結果を担当者が判断し適切な対応をとる必要があります．判断するポイントの基本は，①パニック値を含めた low-high チェック，②今回値と前回値の比較などの時系列チェック，③関連項目間のバランスを含めた項目相関チェック，④病態との関連性のチェックの4つです．

(2) 外部精度管理

外部精度管理は，2カ所以上の共同事業としてコントロールサーベイを行う管理法で，異なる施設から得られる測定値を解析し，そのデータを誤差要因の管理に用いるものです．一般的には医師会や各技師会および各メーカーが主催して行っており，近年では管理よりも評価が主になることから，外部精度評価とよばれることもあります．

(3) 管理試料を用いる精度管理（表2-1）

① $\bar{X}-R$ 管理図法

同一試料を毎日2回測定し，その平均値 $\bar{X}$ と測定値の差 R を連日グラフにプロットして管理する方法です（図2-2）．

管理限界は，分析に誤りがないと推定できる一定期間のデータを基に決定します．一般的には $\bar{X}$ は ±2SD（管理限界），±3SD（危険限界）を設定します．

$\bar{X}$ 管理図の管理限界

　　　上方管理限界（UCL）＝ $\bar{X}+A_2R$

　　　下方管理限界（LCL）＝ $\bar{X}-A_2R$

R 管理図の管理限界

　　　上方管理限界（UCL）＝ $D_4\bar{R}$

　　　下方管理限界（LCL）＝ $D_3\bar{R}$ （n＝6以下の場合は必要ない）

※1日2回測定の場合 n＝2 となるため，A_2＝1.88，D_4＝3.27 となります（表2-2）．

注意点：同一ロットの管理血清で定期的に管理限界を求めると，分析データのシフトやトレンドが管理できなくなります．

② $\bar{X}-Rs-R$ 管理図法

$\bar{X}-R$ 管理図において，前日の測定値の平均と当日の測定値の平均の差を管理する Rs 管理図を追加した方法で，日差および日内の変動を管理しやすく，系統誤差，偶発誤差の要因解析を行いやすい特徴があります．

③マルチルール管理法

$\bar{X}-R$ 管理図を利用して，6つのルールの組み合わせにより，偶発誤差と系統誤差を検出しようとする方法です．

管理手法	方法	管理指標	適応性
$\bar{X}-R$ 管理図法	試料を2回/日測定し,平均値と差を求めてプロットする	X:正確さの偏り R:精密さ(日内変動)	正確さのシフト・トレンドを検出
$\bar{X}-Rs-R$ 管理図法	試料を2回以上/日測定し,平均値と日内および日差をそれぞれプロットする	X:正確さの偏り Rs:精密さ(日差変動) R:精密さ(日内変動)	誤差要因の解析が可能
マルチルール管理法	$\bar{X}$ 管理図法を応用して,2種類の試料の値から6つのルールを定めて管理する	1_2S:警告 $1_3S, R_4S$:偶発誤差 $2_2S, 4_1S, 10X$:系統誤差	6つのルールを組み合わせて,偶発誤差と系統誤差を検出
双値法(twin plot)	2種類の試料を測定し,それぞれX軸とY軸に対応させてプロットする	低濃度と高濃度の2濃度に対してSDを管理単位とする	系統・偶発誤差要因解析に有効
累積和法	試料を多重測定し,基準値との差を累積和しプロットする	Cusum:正確さの偏り	日内の経時変化の管理に適している
プラスマイナス管理図法	2種類の試料を2回/日測定し,4種類の変動指標を組み合わせて求める		日差,日内変動や試料間変動およびランダム変動を総合的に管理できる

表 2-1 管理試料を用いる精度管理

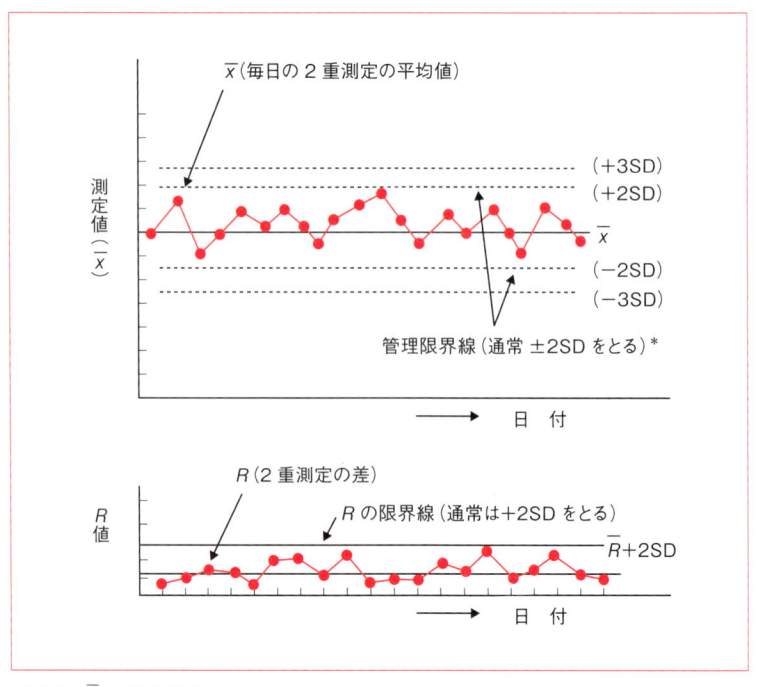

図 2-2 $\bar{X}-R$ 管理図

n	A₂	D₃	D₄
2	1.880		3.267
3	1.023		2.575
4	0.729		2.282
5	0.577		2.115
6	0.483		2.004
7	0.419	0.076	1.924
8	0.373	0.136	1.864
9	0.337	0.184	1.816
10	0.308	0.223	1.777

表 2-2 管理図用係数表

　一定期間のデータより平均値 ($\bar{X}$) と標準偏差 (SD) を計算し，$\bar{X}$に対して±1SD，±2SD，±3SDのそれぞれの管理限界を設定します．

　1₂ₛ：管理血清の1つのデータが±2SDを超える（警告）

　1₃ₛ：管理血清の1つのデータが±3SDを超える（ランダム誤差）

　2₂ₛ：管理血清の2個の連続データまたは2種類の管理血清の両方のデータが±2SDを超える（系統誤差）

　R₄ₛ：管理血清の2個の連続データ，または2種類の管理血清の両方のデータの差が4SDを超える（ランダム誤差）

　4₁ₛ：管理血清の4個の連続データ，または2種類の管理血清のデータが同方向に2連続して1SDを超える（警告，系統誤差）

　10X：同方向に10個の連続データ，または2種類の管理血清のデータが合わせて10個連続で偏る（警告，系統誤差）

④双値法（twin plot）

　管理試料は低濃度域と高濃度域を用います．管理限界は，2種類の試料について分析に誤りがないと推定できる一定期間のデータを基に，2倍の標準偏差（±2SD）を求めて決定しますが，簡易的に連続測定（同時再現性）を用いて設定することも可能です．しかし，この場合管理限界が狭くなるので注意が必要です．

　双値法では，データが中央部付近にあるほど良好なデータであり，X, Yともに±2SDを外れた場合は誤差要因を考えます．このとき，データが対角線上に沿って外れた場合は系統誤差であり，対角線上から離れた場合はランダム誤差を考えます（図2-3）．

⑤累積和法（図2-4）

　管理血清を連続測定し$\bar{X}$（基準値）を求め，この基準値と測定値との差の累積和をプロットしていく方法です．

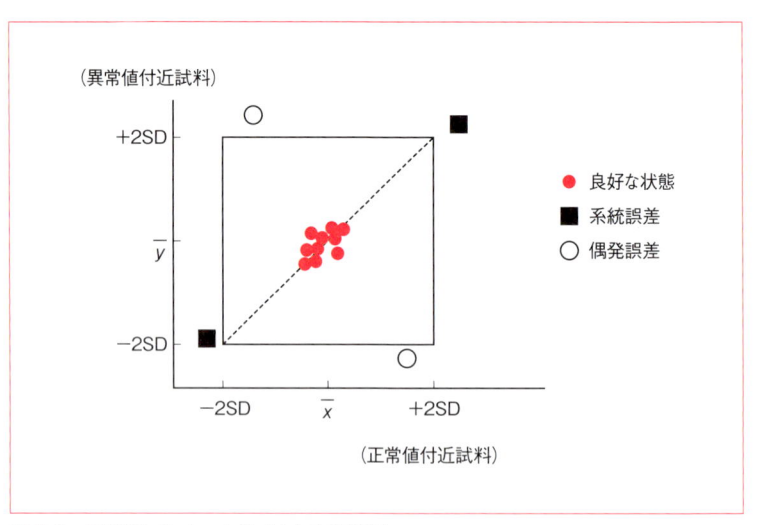

図 2-3 双値法（twin plot）による管理図

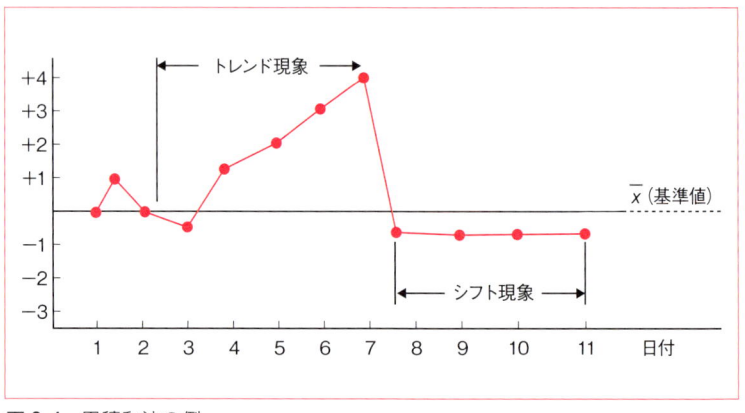

図 2-4 累積和法の例

　累積和法は，$\bar{X}-R$ 管理図では検知が困難な，小さく継続的な変動を累積することにより検知しようとするものです．したがって，トレンド現象やシフト現象などの系統誤差を高感度に検出することができます．他の管理方法と異なり，管理限界を設定せず，管理線の傾向の変化を確認します．

(4) 管理試料を用いない精度管理
①患者集団データを用いた内部精度管理
　測定された患者データを用いて行う精度管理は，長期的な観点からの評価には適していますが，迅速性に欠け，誤差要因の分析には不向きです．また，医療機関によって患者の特性が偏る場合は注意が必要です．

　・ナンバープラス法：ホフマンによって提唱された精度管理手法で，毎日測定している患者検体の測定値分布は大きく変動するものではなく，測定値の分布モード（最頻度値）を超える測定値の数（number plus）が 60％ であることを前提としてい

ます．この最頻度値を超える測定数が占める割合を求めて，95％信頼限界を設定した管理図上にプロットすることにより，長期における患者全体のシフト現象や異常高値の割合を評価することができます．

　　95％信頼限界＝np±2$\sqrt{\mathrm{npq}}$
　　　n：群中の検体数（n＝50）
　　　p：ナンバープラスの比率（一般に 0.6）
　　　q：ナンバープラスの補数　1－q（一般に 1－0.6＝0.4）

・**正常者平均法**：患者検体の測定値分布の変動が小さく，基準範囲内にある測定値の平均は安定していることを前提として，毎日の平均値をプロットして管理する方法です．この方法は，患者データを用いた管理方法としては簡便ですが，患者特性が大きく影響することに注意が必要です．

　　95％信頼限界＝基準範囲の中間値±（1.96SD/$\sqrt{\mathrm{(n)}}$）

②**個別データ管理手法**

　個別データの管理は分析結果の最終評価として大きな力を発揮します．検体の取り違え，異常反応，偶発的な分析異常など，検査結果に重要な影響を及ぼす要因をリアルタイムに検出することが可能です．測定の前後段階を含めた分析の全過程における質的保証を目的として，様々なチェック手法を検査システムに組み込んで管理することができます．手法には極端値チェック，前回値チェック，項目間チェック，出現実績ゾーン法などがあります．

・**極端値チェック（low-high チェック）**：単項目管理の手法で，基準範囲やパニック値を設定して検出する方法です．検査システムの種類によっては異常値チェック，または low-high チェックともよばれています．検出範囲の設定については明確な基準はなく，各施設が独自に設定しています．

　このチェックでは，とくにパニック値が検出された場合の対応が重要となります．実際にパニック値が検出された場合，測定値に検査過誤があるのか，それとも緊急報告の必要性があるのかの判断が迫られることになります．そのとき，検査室として統一した対応がとれるように，マニュアル化しておくことも必要です．

・**項目間チェック**：検査項目には関連性の強い項目が数多くあることから，これらの項目が同時に分析された場合，その比や差を計算して検査過誤の検出に用いる方法です．最近の検査システムでは，2 項目相関のみではなく複数項目の相関を設定することが可能となっています．この管理限界は統計的に算出して設定することになりますが，規定はなく，各施設が独自に設定を行っています．比率でチェックする場合は，低濃度域と高濃度域では比率が大きく異なるので，各濃度域に応じた設定が必要となります．

・**前回値チェック**：同一患者についての前回値と今回値との差を比較して，分析過誤を発見する方法です．この方法には累積デルタチェック法や多変量デルタチェック法などがありますが，計算方法が煩雑なために検査システムで対応できないこ

とが多く，実際には項目ごとに前回値と今回値の差や比率を用いて行われているのが一般的です．管理限界については項目間チェックと同様に，各施設が統計の手法と熟練した技師の経験を基に独自に設定を行っています．この管理限界を厳しく設定すると，検出能力は高くなりますが再検が多くなる可能性があり，緩やかにすると検査過誤を見逃す確率が上昇します．

累積デルタチェック法は以下の式で求められます．

$Dc^2 = \Sigma$（前回値との差（Δ）^{2}）／個体内差の標準偏差（Si）
$Si = \sqrt{(\Sigma (di^2)/n)}$
di：前回と今回の差

・**出現実績ゾーン法**（図2-5）：出現実績ゾーン法は個別結果検証法の一つであり，個別データの判断を熟練した人の経験と知識に近づけることを目的として開発されたものです．過去に検査した多量の実測データを基に，出現頻度の高い領域を許容範囲に設定して検査過誤を検出する方法です．この方法では，蓄積された日常の検査結果を重視して十分な母集団を確保することが必要となります．このデータを基にリアルタイムで評価を行い，信頼性の高いデータの保証と無駄な再検を減少させ，判断基準を平滑化することが期待できます．管理区分としては，単項目管理，項目間相関管理，前回値管理で構成されています．

単項目管理：単項目ごとに管理する方法で，他の精度管理手法としては，極端値チェックとよばれるものがあり，過去に測定された分析過誤がないと仮定したデータを集めて管理基準範囲を設定します．その際，血清情報として溶血や乳び血清など分析結果に影響を及ぼす可能性のあるデータは除外して集計を行ってヒストグラムを作成し，その分布から「ありうるデータ範囲」を確認したうえで，上下0.5％をカットして許容範囲を設定します．このように出現実績ゾーン法は，過去に測定された分析結果の実績を基に管理幅を設定するため，データの数を最大限に増やすことが必要です．したがって，少しでも多くの分析結果よりゾーンを形成することにより，管理基準範囲の偏りを防いだ出現実績と信頼性の高さが確保されます．また，項目によっては，母集団区分をしない全診療科と入院患者群および外来患者群で大きく乖離する場合があります．

項目間相関管理：出現実績ゾーン法での項目間相関管理の範囲設定は，膨大な検査結果を集積して各項目間の相関係数をふまえて観察し，出現分布範囲の周辺を1％カットします．相関係数が低い項目の場合はゾーン化が難しいこともありますが，例数を増やすことによりゾーン化される可能性があります．単項目管理と同様に，入院と外来で患者特性が異なる場合が多くありますので，これらは最低限必要な区分となります．

前回値管理：前回値管理は，過去の測定値と比較して今回の測定結果を評価する方法です．出現実績ゾーン法では，直近の前回値からの経過日数別の等高分布から断面ヒストグラムを作成することが可能です．図2-5の分布図から解析すると，経過日数が短いほど異常値範囲に分布する出現頻度が高く，経過日数が長いほど正常

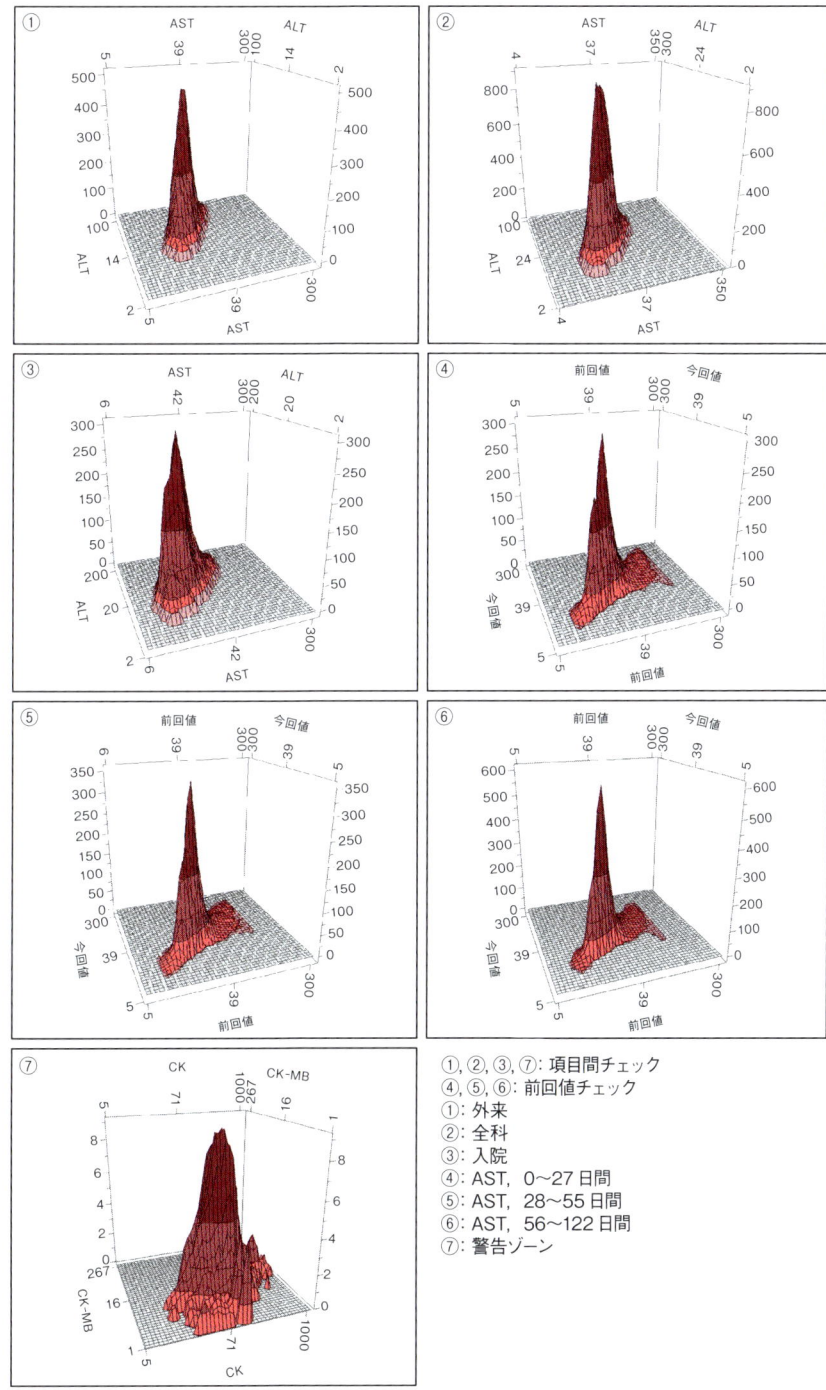

①, ②, ③, ⑦: 項目間チェック
④, ⑤, ⑥: 前回値チェック
①: 外来
②: 全科
③: 入院
④: AST, 0〜27日間
⑤: AST, 28〜55日間
⑥: AST, 56〜122日間
⑦: 警告ゾーン

図2-5 出現実績ゾーン法の例

分布域に収束する結果となります．この現象はほとんどの項目で観察されるといわれています．しかし，治療経過により値が大きく変化する項目については，管理が非常に困難となります．

統計学小話

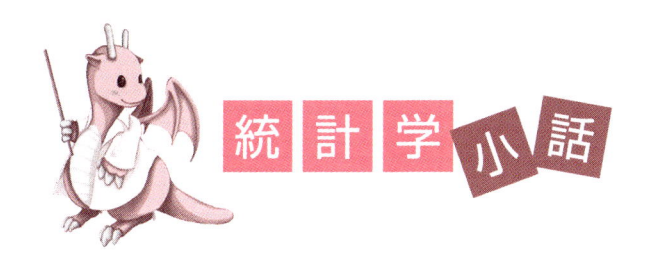

　臨床化学の分野では精度管理はもとより，基礎検討，研究データの評価や基準幅の設定など，例を挙げればきりがないほど統計学は利用されており，重要で欠かせない学問であるにもかかわらず，臨床化学に携わる臨床検査技師の人たちのなかでも統計学に対するとらえ方は様々です．統計学は形式的で，ある意味トリックのようなものと否定的に考えている人や，逆に伝家の宝刀のごとく無条件に信頼を寄せる人，あるいはよくわからないので無視してしまう人などがいます．一般的に，統計学的手法を使用するときの間違いのうち9割近くが初歩的なミスです．たとえば，標準偏差（SD）と標準誤差（SE）の用語の使い方や，変動係数（CV）の使い方，あるいは「有意確率（p値）」と「有意差あり」などの使い方に誤りがみられます．統計学は臨床検査において非常に強力な武器となりますが，諸刃の剣です．統計学をしっかり理解し活用することが大切です．

　そもそも統計学とは何ぞや？と考えると，膨大なデータの集まり（統計量）を要約して科学的評価を得るものといえます．たとえば，無作為抽出で選ばれた100人の体重の平均値が60 kgであった場合，「100個のデータはおおむね60 kgくらいである」，したがって「100人の日本人の体重はおおむね60 kgくらいである」といえます．この例において標準偏差（SD）が10 kgであったならば，「100個のデータはおおむね60±10 kgの値である」，したがって「100人の日本人の体重はおおむね50～70 kgである」と結論付けることができます．このように表現すると非常に分かりやすく，全体像を把握しやすくなります．

　母集団から無作為抽出によって選ばれたデータ集団を無作為標本とよび，これを基に統計的推察を進めていくことになります．しかし，医療機関にくる患者は，ある意志をもって集まってくるので，臨床の現場では無作為標本を集めることが困難な場合があります．その場合は個々の患者を観察しながら，得られた標本を遡って母集団を規定する観察調査を行う必要があります．そこで得られた標本の平均値は母平均を表し，分散は母分散を表しています．

　母平均（μ）≒ 標本平均（$\bar{x}$）

$$\bar{x} = \frac{x1 + x2 \cdots\cdots xn}{n} = \frac{1}{n}\sum_{i=1}^{n} xi = \frac{\sum x}{n}$$

　母分散（δ^2）≒ 分散　V
　　　　　　　　　　（variance）

$$V = \frac{\sum(Xi - \bar{x})^2}{n} \rightarrow V = \frac{\sum(Xi - \bar{x})^2}{n-1}$$　**普遍分散**

　分散は標本のバラツキを表しています．すなわち，平均値と測定値の差の平均と

して表現されますが，この差をそのまま合計してしまうと必ず0となってしまいます．これではバラツキを表現することができません．そこで，平均値と測定値の差を2乗することにより符号（＋，－）の要因を除いて，累積した値の平均をとる手法を用いています．このとき，分母のnから1を引くことにより普遍分散となります．それではなぜnから1を引く必要があるのでしょうか．それを説明してみましょう．たとえば，100人のデータの平均が60であるとき，平均値を固定すると，99人のデータは自由に変動可能ですが，最後の1人のデータは平均値を60にするため勝手に変動できずに固定されます．すなわち変動要因としては最後の1人を除く99人となり，これが$n-1$の理由となります．また，平均値と測定値を2乗したので，平方根（$\sqrt{\ }$）で元に戻します．これを普遍標準偏差とよびます．

実験で得られたデータを解析する場合，そのデータに従属されて得られる結果を従属変数，実験データを独立変数とよびます．たとえば，回帰式y＝ax＋bの場合（aとbは定数），xの値によりyの値が決定します．このとき，xは独立変数でyは従属変数となります．また，独立変数の個数を自由度とよびます．

自由に変動できるデータ ──────→ 独立変数
独立変数によって決められるデータ ── → 従属変数
独立変数の個数 ──────────→ 自由度

$$s=\sqrt{V}=\sqrt{\frac{\Sigma(x_i-\bar{x})^2}{n-1}}$$ **普遍標準偏差**

標準誤差（SE：standard error）とは「標本平均のバラツキ」であり，標本平均で母平均を推測するときの大きさを表す指標となります．標本平均は以下のような特徴があります．

①母集団がどんな分布をしていても，標本平均の分布は漸近的に正規分布に近似します．これを中心極限定理（central limit theorem）といいます．

②標本平均の平均値mは母平均μと一致します．

③標本平均の標準偏差Smは，標本集団の例数をn，母標準偏差をσとすると，次のようになります．

$$Sm=SDm=\frac{\sigma}{\sqrt{n}}$$

それでは，標準偏差と標準誤差の違いについて例を用いて考えてみましょう．

2人の学生に同一の健診結果を用いて，20歳代の健康な男性のコレステロール値を推定してもらいました．この健診結果から20歳代の男性を抽出し，コレステロール値を計算したところ，平均値は170.2 mg/dLでした．そこでこの研究結果の結論として，A君は標準誤差を用いて170.2±5.2 mg/dL（$\bar{X}$±2SE）としました．ところがB君は標準偏差を用いて170.2±9.8 mg/dL（$\bar{X}$±2SD）としました．2人は同じデータを用いたはずなのに異なる結果となってしまいました．それぞれに統計学的手法を用いた理由を尋ねると，A君は「SEの方が小さくて，グラフの格好がいいから…」といい，B君は「何だか分からないけど，皆がそうするから…」と回答

しました．これでは統計学という数学の濫用であり，形式を整えたにすぎません．

標準誤差は平均値の確からしさを示しています．これはある母集団から標本を選び平均値を求めます．再度，同じ作業を行った場合，ほとんど平均値は一致しません．しかしながら，平均値の変動は限られています．この平均値の変動を示すのが標準誤差となります．したがって，目的に合わせて適切な統計学的手法を使うことが大切となります．

先ほどの例では，結果的にはB君が正しいのですが，統計方法を選択した理由が明確ではないので，正解とはいえないかもしれません．

次に，標準偏差や変動係数の使い方について説明します．変動係数が本質的に意味をもつのは，標準偏差が平均値に比例するようなデータです．すなわち，比例尺度のデータだけであるといえます．母平均 (μ) の値とは関係なく，母標準偏差 (σ) が一定のような間隔尺度データに用いても意味がありません（**図2-7**）．たとえば，先ほどのコレステロールの測定値を考えてみると，濃度が上がるにしたがって標準偏差は大きくなりますが，血圧の測定などでは，値にかかわらず標準偏差は一定となりますので，標準偏差や変動係数を使用しても無意味です．やたらと標準偏差や変動係数を求めて形だけを取り繕うのはやめましょう．

数学は簡単なところに落とし穴があり，不合理に追い込まれる場合があります．毛嫌いせず，数学を自分の味方にして強力な武器にしましょう．**図2-8**に数学の簡単な不合理例を載せてみました．興味のある方は頭の体操と思って解いてみてください．

統計に用いられるデータには様々なタイプがあり（**表2-3**），統計方法を選択する際は注意が必要です．したがって，そのデータを統計処理する場合はタイプを吟味したうえで，適切な方法を選びましょう（**表2-4**）．

計数値：男10人・女15人というように，数える性質のデータです．

順序分類尺度：重症，中等症，軽症，無症状といった，疾患の重症度のように，

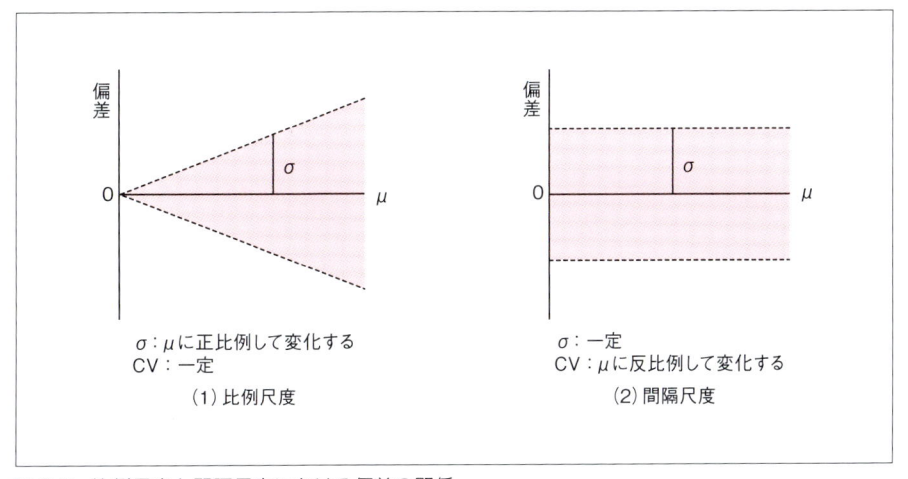

図2-7 比例尺度と間隔尺度における偏差の関係

不合理に迷い込む

$a=b$

両辺に a を乗じる

$a^2=ab$

両辺に a^2-2ab を加える

$a^2+(a^2-2ab)=ab+(a^2-2ab)$

$2a^2-2ab=a^2-ab$

→ $2(a^2-ab)=a^2-ab$

∴ $2=1$ ？？？

図 2-8 数学の簡単な落とし穴

> よく利用される標準偏差や変動係数は，原則として比例尺度のデータでしか意味がありません．

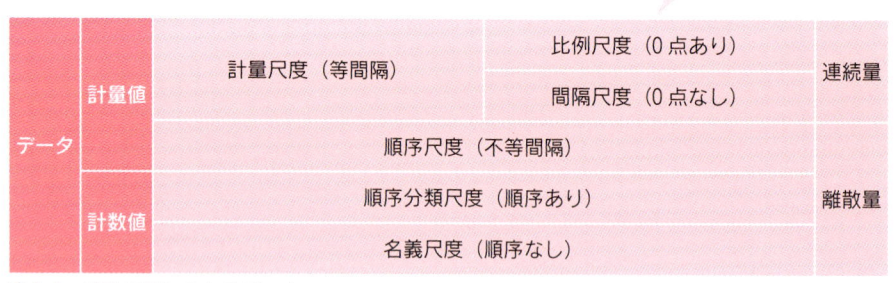

データ	計量値	計量尺度（等間隔）	比例尺度（0点あり）	連続量
			間隔尺度（0点なし）	
		順序尺度（不等間隔）		
	計数値	順序分類尺度（順序あり）		離散量
		名義尺度（順序なし）		

表 2-3 統計に用いられるデータ

カテゴリー間に実質科学的な順序が付けられるデータのことです．このようなデータは，軽症 + 中等症 = 重症 というような四則演算が行えません．

　名義尺度：有・無，性別，国や地域などのように，カテゴリー間に実質科学的な順序が付けられないデータのことであり，「分類データ」ともよばれます．

	1標本	2標本		多標本	
		対応あり	対応なし	対応あり	対応なし
比例尺度 または 間隔尺度	1標本t検定	対応あるt検定 相関分析 回帰分析	対応のないt検定	二元配置分散分析 多変量解析	一元配置分散分析
順序尺度 または 順序分類尺度	ウイルコクソンの1標本検定	ウイルコクソン検定 スペアマンの順位相関	ウイルコクソン検定 マン・ホイットニィのU検定	フリードマンの検定	クリスカル・ウォーリスのH検定
名義尺度	χ^2検定 (1×n)	符号検定 マクネマーの検定	フィッシャーの検定 χ^2検定 (2×n)	コクランのQ検定 多変量解析	χ^2検定 (m×n)

表2-4 データの種類と統計方法

第3章 測定体系

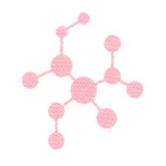

1. 精確性の伝達

臨床化学分析では基本単位（SI単位）をベースとし，基準法を用いて目的成分を特定した物質（一次標準物質）の濃度を決定します．これを基準として実用基準法により二次標準物質に値付けを行い，最終的には日常検査法へと伝達していきます．このように，標準物質と測定法を組み合わせた階層構造を測定体系とよびます（**図3-1**）．

これに関連して，臨床化学分野で日常よく耳にする言葉にトレーサビリティがあります．このトレーサビリティとは「元を辿ることができること」が本来の意味です．これは，どのような経路を辿ったのかを追跡調査で証明できることであり，測定体系においては下位から1つ上の階層に精確さを合わせられるということです．逆に，上位から下位に精確さを伝えることを伝達性（transferability）といいます．酵素系項目は活性値で表現されることが多く，濃度測定の基本単位がありません．

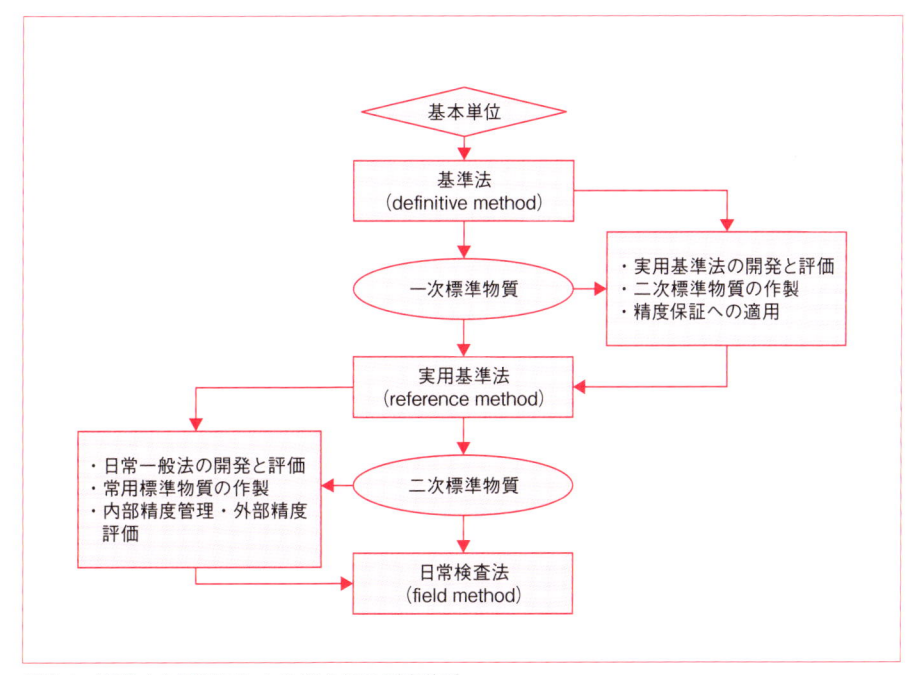

図3-1 正確さを基盤にした化学分析の測定体系
（JJCLA 日本臨床検査自動化学会会誌より）

そこで，酵素系活性を測定するための試薬組成（基質，温度，緩衝液の種類やpHなど）を一定にすることで，同一環境での分析を可能にしました．

比喩を使って簡単に説明します．短距離走で100 mを走るとき，A君は長靴を履いて泥濘のコースを走ります．B君は競技用シューズを履いて陸上競技場のコースで走ります．この場合，A君とB君の足の速さはタイムでは比較することができません．酵素活性も同じで，単位時間当たりに基質の変化を触媒できる量で表現するため，分析には統一された一定の環境が必要となります．また，酵素にはアイソザイムが存在しており，環境の違いによってはアイソザイムごとに反応性が異なる場合があるので注意が必要です．酵素活性測定用試薬の処方は，IFCC（国際臨床化学連合），GSCC（ドイツ臨床化学会），SSCC（スカンジナビア臨床化学会），SFBC（フランス臨床化学会）など，各国の臨床化学会がそれぞれに勧告しています．日本では日本臨床化学会（JSCC）が酵素活性を測定する際の基準法を勧告しており，これを基に常用基準法を介して日常検査法に伝達されます．

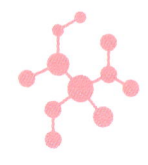

2. 検量方法

臨床化学分野では，前述したように，分析に際して標準物質を介して正確性を伝達していきます．基本的にはエンドポイントアッセイやレートアッセイの違いはありますが，多くの項目では直線性が確保されているため，検量線タイプに一次関数を使い，標準物質の濃度と比較して目的の物質の濃度を定量します．しかし，免疫項目では検量線が直線ではないため，多点検量線を用いて分析を行う場合が多くみられます．

分析装置メーカーの違いにより関数の名前が異なる場合がありますが，基本的には一次から三次関数，指数・対数関数とスプライン関数が用意されています．検量線の曲線がそれぞれの関数に対応している場合は，その対応関数である検量線を選択すればよいのですが，実際には対応していることが少なく，スプライン関数を使用することが多くみられます．

検量線タイプの選択には十分注意が必要です．反応系に抗原抗体反応を利用する際，抗血清に起因するさまざまな形状に対応しなければなりません．たとえば，検量線の形状がconvexタイプやconcaveタイプを示す測定系に指数・対数関数を適応させた場合，ロットの違いによって低濃度領域や高濃度領域で直線性に落ち込みが認められてしまいます．このような危険性がある場合には，スプライン関数を選択する必要があります．スプライン関数の平滑化については各メーカーで独自にパラメータを設定しており，これが分析装置のメーカーによるデータ間差の原因にもなっています．

1）多点検量線の概略

一次関数（y=ax＋b）の検量線で対応できない場合は，多点検量線を適応させる必要があります．その場合，検量線の特徴を吟味して，高次関数や指数関数，また

	分析装置メーカー			
関数の種類	ベックマンコールター	東芝	日本電子	日立
一次関数	○	○	○（注2）	○
二次関数	○		○（注2）	
三次関数	○		○（注2）	
Linear（折れ線）	○	○	○	○
Spline	○	○	○	○
Logit-Log3p	○（注1）		○	○
Logit-Log4p	○（注1）	○	○	○
Logit-Log5p	○（注1）	○	○	○
Exponential	○（注1）	○		○

表 3-1 各メーカーで使用している関数
（注1）ベックマンコールター社では，Logit-Log3p〜5p は EIA type1〜3, Exponential は EIA type4 としている．
（注2）一次〜三次関数で，無変換，片対数変換，両対数変換が選択可能．

はスプライン関数を選択します．下記に，各メーカーの分析装置で一般的に用意されている検量線タイプ（関数）と簡単な内容を記載しましたので参考にして下さい（**表 3-1**）．
・一次〜三次関数：それぞれの関数に従う．
・Linear（折れ線）：標準液の濃度間を直線でつなぐ．
・Logit-Log：濃度の増加に伴って吸光度が収束する場合に使用される．
・Exponential：濃度の増加に伴って吸光度が発散する場合に使用される．
・EIA TYPE1〜4：Logit-Log, Exponential に相当する．
・Spline：(2M-1) 次スプライン．
　スプライン関数には，大きく分けると2種類の考え方がある．
　(a) 各区間を測定値の誤差も加えて平滑化し，$[Y=aX^3+bX^2+cX+d]$ でつなぐため，標準試料の吸光度を通るとはかぎらない．
　(b) 標準点間を $[Y=aX^3+bX^2+cX+d]$ でつなぎ，節点が滑らかになるように平滑化を行うので，標準試料の吸光度を通る．

2）スプライン関数

　スプライン関数を一言で表現するならば自由曲線です．たとえば**図 3-2** のように，存在する多点（節点）を線で結ぶとき，アナログ的には自在定規を使用して線を引くことができますが，デジタル的に線を引くにはどのようにしたらよいのでしょうか？そこで使用されるのがスプライン関数です．スプライン関数はどのような曲線

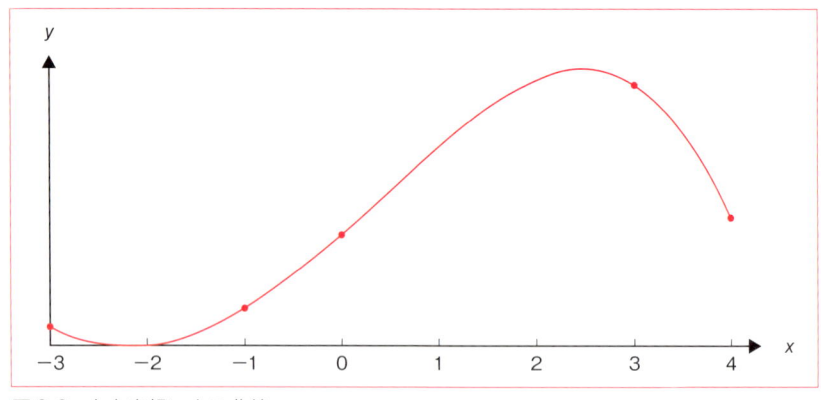

図3-2 自在定規による曲線

でも自在に線を引くことが可能です．したがって，検量線がいかなる曲線でも対応することができ，補間式として非常に柔軟な性格を有していますが，検量線に使用する際の注意点は他の関数より多くみられます．

まず，当然のことながら検量線が直線に近い項目に適応すると近似計算が収束しません．また，測定感度が低いポイントに節点（変極点のこと．ここでは標準物質の濃度を意味しています）を設定した場合，分析値に誤差が生じます．したがって，節点を設定する際は，試薬の感度と検量線の変極点を確認し，慎重に行う必要があります．

スプライン関数には平滑化という手法があり，各節点の誤差を加味して滑らかな曲線を描くことができます．しかし，滑らかにすれば節点に対する忠実さが失われ，逆に節点に忠実であれば分析誤差が検量線に影響を及ぼすことになります．この平滑化パラメータは各分析装置メーカーが独自で決定しており，メーカー間差の原因となっています．今後標準化されることが望まれています．

●定義

$q_0, q_1, ..., q_{N-1}$ を増加する実数列（$q_0 < q_1 < \cdots < q_{N-1}$）とし，これをスプライン関数の節点とする．

①各小区間 $q_i \leq x \leq q_{i+1}$（$i=0, 1, \cdots, N-2$）で $s(x)$ は M 次かまたはそれ以下の多項式 $a_0 + a_1 x + a_2 x^2 + \cdots + a_M x^M$ で与えられる．

② $s(x)$ とその 1, 2, $\cdots$, $M-1$ 階微分（$s^{(1)}(x), s^{(2)}(x), \cdots, s^{(M-1)}(x)$）は，全区間 $q_0 \leq x \leq q_{N-1}$ で連続である．

ただし，0次のスプライン関数は階段関数であり，この条件は適用しない．

●特徴

①節点（knot）とよばれる点と点の間では 1 つの多項式

$$a_0 + a_1 x + a_2 x^2 \cdots + a_{k-1} x^{k-1}$$

で与えられる．

②多項式と多項式の結び目である節点では滑らかな性質をもっている（区分的多項式関数）．

③振動の少ない曲線が可能である．

$$\sigma = \int_a^b \left\{ f^{(M)}(X) \right\}^2 dx$$

④このσを最小にする関数を"最も滑らかな"関数とよび，(2M-1)次の自然スプラインとなる．

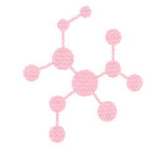

3. 検出限界

　免疫項目や血中薬物濃度測定などの項目では，検出限界を把握しておく必要があります．この検出限界の求め方として現在何種類かの方法が提案されていますが，各方法で問題点もあり，確立した方法がないのが現状です．NCCLSでは，定量限界と検出限界を分けて定義しています．簡単に説明すると，目的成分が存在しない試料（ブランク）の誤差限界に対して一定の信頼度で区別することができる最小の濃度であり，定性的に検出できる場合を検出限界（LOD：limit of detection），定量的に検出できる場合を定量限界（LOQ：limit of quantitation）と定義されています．

1) 2SD法

　測定試料には，盲検試料（ブランク）と低濃度試料を用います．低濃度試料は盲検試料に近い値を有している5種類以上の実試料，あるいは同一のマトリックスを有している試料を使用します．この盲検試料と低濃度試料を反復測定（n=20）して，盲検試料と低濃度試料の値がオーバーラップしない測定値を平均値の差の検定（信頼限界95％もしくは信頼限界99％）を用いて求めます．検量線の傾きだけで判断することになるので，精密さが低いと検出限界に大きく影響してしまいます．

2) 希釈法

　測定試料には盲検試料と低濃度試料を段階希釈した試料を使用します．この希釈系列の各試料と盲検試料をそれぞれ反復測定（n=5）して，盲検試料とそれぞれの各希釈試料の値がオーバーラップしない測定値を平均値の差の検定（信頼限界95％もしくは信頼限界99％）を用いて求めます．この方法では，試料を希釈するため実試料とマトリックスが異なってしまうので注意が必要です．また，2SD法と同様に測定法の精密度が検出限界に大きく影響してしまいます．

3) P.P.法（precision profile法）

　定量限界（LOQ）付近の値と思われる試料（一定数）を繰り返し測定（n=5程度）します．グラフのy軸に変動係数（CV）を，x軸には濃度を取り，測定値をプロットして作図します．プロットした各点を適正な回帰式（二次，三次関数，指数関数）を用いて描き，その曲線と誤差許容限界値のレベルで交差した濃度を定量限界とします．この方法は，他の方法に比べて複雑な計算を必要とします．

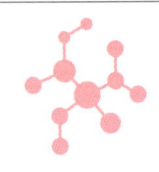

4. 単位

1）酵素活性単位

　以前は，酵素活性を表すそれぞれの測定法に準じて慣用単位（キングアームストロング単位やカルメン単位など）が用いられていましたが，近年の臨床検査ではJSCC対応法が導入されており，国際単位で決められた活性値を用いています．また，酵素化学的にはSI単位であるkatal単位を用いるのが便利ですが，桁数があまりに小さくなるため臨床の現場では使用されていません．

　国際単位（IU/L）：1分間に1マイクロモル（1 μmol/min）の基質の変化を触媒する酵素量（測定温度を表示する）．

　katal単位：1秒間に1モル（1 mol/s）の基質の変化を触媒する酵素量を1 katalという．

2）SI単位（表3-2）

　世界共通の国際単位系として整理されたもので，7つの基本単位の組み合わせからなります．

物理量	物理量の記号	SI単位の名称	SI単位の記号
長さ	l	メートル	m
質量	m	キログラム	kg
時間	t	秒	s
電流	I	アンペア	A
熱力学温度	T	ケルビン	K
物質量	n	モル	mol
光度	lv	カンデラ	cd

表3-2　SI単位

3）SI 接頭語（表 3-3，3-4）

接頭語		記号	倍数
ペタ	peta	P	10^{15}
テラ	tera	T	10^{12}
ギガ	giga	G	10^{9}
メガ	mega	M	10^{6}
キロ	kilo	k	10^{3}
ヘクト	hecto	h	10^{2}
デカ	deka	da	10^{1}
デシ	deci	d	10^{-1}
センチ	centi	c	10^{-2}
ミリ	milli	m	10^{-3}
マイクロ	micro	μ	10^{-6}
ナノ	nano	n	10^{-9}
ピコ	pico	p	10^{-12}
フェムト	femto	f	10^{-15}

表 3-3　SI 接頭語（1）

接頭語		倍数
モノ	mono	1
ジ	di	2
トリ	tri	3
テトラ	tetra	4
ペンタ	penta	5
ヘキサ	hexa	6
ヘプタ	hepta	7
オクタ	octa	8
ノナ	nona	9
デカ	deca	10

表 3-4　SI 接頭語（2）

4）ギリシャ語アルファベット（表 3-5）

A	α	alpha	アルファー	N	ν	nu	ニュー
B	β	beta	ベータ	Ξ	ξ	xi	グザイ
Γ	γ	gamma	ガンマ	O	o	omicron	オミクロン
Δ	δ	delta	デルタ	Π	π	pi	パイ
E	ε	epsilon	イプシロン	P	ρ	rho	ロー
Z	ζ	zeta	ゼータ	Σ	σ	sigma	シグマ
H	η	eta	イータ	T	τ	tau	タウ
Θ	θ	theta	シータ	Y	υ	upsilon	ウプシロン
I	ι	iota	イオタ	Φ	ϕ	phi	ファイ
K	κ	kappa	カッパ	X	χ	chi	カイ
Λ	λ	lambda	ラムダ	Ψ	ψ	psi	プサイ
M	μ	mu	ミュー	Ω	ω	omega	オメガ

表 3-5　ギリシャ語アルファベット

第4章 測定原理

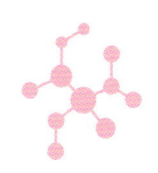

1. 蛋白関連

総蛋白（TP, total protein）

基準範囲 6.6〜8.1 g/dL[1]

臨床的意義

血清総蛋白は血液中にある化学成分で最も多くを占めるもので，多くの種類の蛋白を総称しています．その機能は膠質浸透圧とpHの維持や各種成分と結合して，体内を輸送したり，生体の防御・免疫機能を発揮するなど多岐にわたっています．その合成は主に肝が担っており，血中に分泌され血中に存在するだけでなく，組織液や体腔液などにも分布しています．また，蛋白の異化は腎や胃腸管などからの排泄や，肝細胞や網内系による摂取や崩壊などによって行われています．

血清総蛋白の濃度や組成の異常の原因について以下に示します．

①合成異常：合成に必要な成分の低下（消化吸収障害，低栄養，手術，飢餓など）や，肝や網内系における蛋白合成の亢進または低下．
②異化の亢進：成長期，妊娠，甲状腺機能亢進，悪性腫瘍，発熱など．
③排泄異常（漏出）：出血，熱傷，創傷，体腔・尿管・腸管への漏出など．

測定法

● **Biuret法**

アルカリ性溶液中で蛋白分子中の4個のペプチド結合（−CO−NH−）が2価の銅（Cu^{2+}）と錯塩を形成して紫紅色に発色します．この発色を546 nm付近で比色定量することによって検体中の総蛋白濃度を求めます．

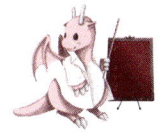

わかばさんへアドバイス

TPは1試薬系と2試薬系がありますが，2試薬系は1試薬系よりも濁りなどの干渉物質による影響を回避できるので，試薬の選定時は可能なかぎり2試薬系を選択するとよいでしょう．

アルブミン（ALB, albumin）

基準範囲 4.1〜5.1 g/dL[1]

臨床的意義

アルブミンは血清総蛋白の50〜70％を占め，膠質浸透圧の維持や，各種成分（ビ

リルビン，カルシウム，尿酸，遊離脂肪酸や各種薬剤や色素など）と結合し，血液を介して体内のすみずみへ運ぶ役割を担う重要な成分です．その合成と異化は総蛋白とほぼ同様で，それらの因子によってアルブミン濃度は変動します．その測定値は血清総蛋白濃度とともに，体内の蛋白代謝異常の指標として利用されます．

測定法

● BCG（ブロムクレゾールグリーン）法

検体中のアルブミンは酸性下で BCG と結合して青色の色素結合物を生成します．この青色発色を 630 nm 付近で比色定量することによってアルブミン濃度を求めます．

● BCP（ブロムクレゾールパープル）法

検体中のアルブミンは BCP と結合して青色の色素結合物を生成します．この青色発色を 600 nm 付近で比色定量することによってアルブミン濃度を求めます．

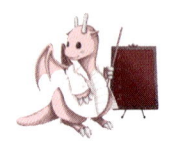

> **わかばさんへアドバイス**
>
> 現在臨床検査で広く使用されている方法は上記の 2 法ですが，BCG はアルブミンのみならずグロブリンにも反応するため特異性に問題があります．一方で BCP は，アルブミンに特異性は高いものの酸化型アルブミンと還元型アルブミンに対する反応性が異なるという問題点がありますが，現在ではすべて酸化型アルブミンに変化させて測定する改良型 BCP 法が開発されており，この試薬が主流となってきています．

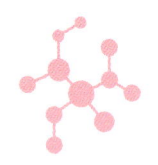

2. 血糖関連

グルコース（glucose）

基準範囲 73〜109 mg/dL[1]

臨床的意義

血清グルコースは，生体のエネルギー源である ATP をもっとも効率よく産生できる重要な物質で，その代謝は腸管からの吸収，肝での糖新生とグリコーゲン分解による放出，末梢組織での糖利用，腎からの排泄などによって行われ，その調節は各種ホルモンや自律神経が担っています．血清グルコース濃度を上昇させる物質にはグルカゴン，成長ホルモン，エピネフリン，副腎皮質ホルモン，甲状腺ホルモンなど複数あり，低下させる物質はインスリンのみが存在して，これらの物質の拮抗および協調作用によりグルコース濃度は調整されています．グルコースを上昇させる物質は複数存在するのに低下させる物質は 1 つしかないので，インスリンが不足したり働きが弱くなると，高血糖状態が続き糖尿病を発症してしまいます．

測定法

血清グルコースの測定は主に酵素電極法と比色定量法に分かれ，酵素電極法は専用分析装置による測定となります．

● 固定化酵素電極法

固相化酵素電極には，グルコースオキシダーゼ（GOD）固定化酵素膜と過酸化水素電極が組み合わされた電極と，GOD 固定化酵素膜と酸素電極が組み合わされた電極の 2 種類があります．

検体中のグルコースは GOD により酸素を消費して，グルコン酸と過酸化水素を生成します．このとき，酸素消費量と過酸化水素生成量はグルコース濃度に比例するので，それぞれの電極によって検出される電流量からグルコース濃度を算出します．

$$C_6H_{12}O_6 + O_2 + H_2O \xrightarrow{GOD} C_6H_{12}O_7 + H_2O_2$$

（酸素電極）

金陰極：$O_2 + 2H_2O + 4e^- \longrightarrow 4OH^-$

銀-塩化銀陽極：$4Ag^+ + 4Cl^- \longrightarrow 4AgCl + 4e^-$

（過酸化水素電極）

銀陰極：$O_2 + 4H^+ + 4e^- \longrightarrow 2H_2O_2$

白金陽極：$H_2O_2 \longrightarrow 2H^+ + O_2 + 2e^-$

● HK-G-6-PDH 法

グルコースは，アデノシン-5'-三リン酸（ATP）存在下でヘキソキナーゼ（HK）の作用によりアデノシン-5'-二リン酸（ADP）およびグルコース-6-リン酸（G-6-P）を生成します．さらに G-6-P にグルコース-6-リン酸脱水素酵素（G-6-PDH）およびニコチンアミドアデニンジヌクレオチドリン酸（NADP$^+$）を反応させ，生成したニコチンアミドアデニンジヌクレオチドリン酸還元型（NADPH）の 340 nm における吸光度の増加を測定し，グルコース濃度を求めます．

$$\text{グルコース} + ATP \xrightarrow{HK} \text{G-6-P} + ADP$$

$$\text{G-6-P} + NADP^+ \xrightarrow{G\text{-}6\text{-}PDH} 6\text{-ホスホグルコン酸} + NADPH + H^+$$

● GDH 法

グルコースは，ニコチンアミドアデニンジヌクレオチド（NAD$^+$）の存在下でグルコースデヒドロゲナーゼ（GDH）により特異的に酸化され，グルコノラクトンとニコチンアミドヌクレオチド還元型（NADH）に変換されます．この NADH の吸光度変化を測定し，グルコース濃度を求めます．

$$\text{グルコース} + NAD^+ \xrightarrow{GDH} \text{グルコノラクトン} + NADH$$

● GK-G-6-PDH 法

グルコースはグルコキナーゼ（GK）により ATP と反応し，G-6-P と ADP を生成します．G-6-P は NADP$^+$ 存在下で G-6-PDH により 6-ホスホグルコン酸を生成します．この反応により NADP$^+$ は還元されて NADPH に変化するため，この

NADPHの吸光度からグルコース濃度を求めます．

$$\text{グルコース} + \text{ATP} \xrightarrow{\text{GK}} \text{G-6-P} + \text{ADP}$$

$$\text{G-6-P} + \text{NADP}^+ \xrightarrow{\text{G-6-PDH}} \text{6-ホスホグルコン酸} + \text{NADPH} + \text{H}^+$$

● JSCC勧告法

血清をソモジー法で除蛋白したのち，遊離したグルコースをHKおよびG-6-PDHの反応系で測定します．

除蛋白操作

10 mLの試験管に55 mmol/L 水酸化バリウム溶液2.0 mL，血清0.2 mLを加え，ミキサーで5秒間攪拌します．1分以内に77 mmol/L 硫酸亜鉛溶液2.0 mLを加え，10秒間激しく混和します．5分以上放置後，パラフィルムでカバーし，1000 g，10分間遠心し，上清を別の試験管に移し，浮遊物の確認を行います．浮遊物があった場合は再度遠心して，HKおよびG-6-PDHの反応系へ進みます．

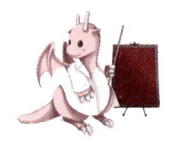

> **わかばさんへアドバイス**
>
> HK-G-6-PDH法は，JSCC勧告法にも採用されているほどグルコースに対して特異性を示す測定法ですが，HK自体はその名の通りヘキソースをリン酸化する酵素なので，グルコースに特異的ではありません．しかし，共役酵素としてG-6-Pのみを基質とするG-6-PDHを用いることにより，グルコースに対する特異性を高くしています．

> **わかばさんへアドバイス**
>
> 血糖専用測定装置において，全血による測定が可能な機種がありますが，赤血球中のグルコース濃度は血漿中のグルコース濃度より低値なので，全血測定値は血漿測定値より約10%程度低値を示します．正確にはHt値で補正できます．

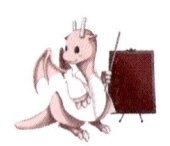

ヘモグロビンA1c（HbA1c）

基準範囲　4.9〜6.0%（NGSP値）[1]

臨床的意義

ヒト成人赤血球ヘモグロビンの組成は，HbA（$\alpha_2\beta_2$），HbA2（$\alpha_2\delta_2$），HbF（$\alpha_2\gamma_2$），さらに陽イオン交換カラムクロマト分画でHbAより早く溶出するHbA1があり，その割合は90%，約2%，0.5%，約7%となっています．HbA1はグルコースまたはリン酸化糖などとHbAとの反応生成物なのでグリコヘモグロビンともよばれ，HbA1a, b, cなどの亜分画に分けられます．

HbA1の主成分であるHbA1cは，HbAのβ鎖N末端バリンのアミノ基と，グル

コースのアルデヒド基の可逆的なシッフ反応により不安定なアルジミン（不安定HbA1c）が生成され，その大部分はふたたび解離しますが，一部はゆっくりと不可逆的なアマドリ転位反応を受けて安定なケトアミン型HbA1cが生成されます．

　末梢血液中のHbA1cの生成は約120日の赤血球生存期間中のグルコース濃度に依存してゆっくりと連続的に起こる非酵素反応であり，HbA1cおよび総HbA1レベルは過去1〜2カ月間の血糖コントロールを反映する指標として重要な項目です．そのため，赤血球寿命が短くなるような病態（溶血性貧血，腎性貧血，透析，肝硬変など）や鉄欠乏性貧血の治療期やエリスロポエチン投与などの幼若な赤血球の増加によって低値傾向を示します．

測定法

　HbA1cの測定には，高速液体クロマトグラフィー（HPLC）法，免疫阻害比濁法，ラテックス凝集法，酵素法があります．

● HPLC法

　逆相分配陽イオン交換クロマトグラフィーにより測定します．カラムに充填されている親水性ポリマー充填剤にはイオン交換基が存在し，検体中のヘモグロビン成分と充填剤との親和性の差異により各成分に分離します．

● 免疫阻害比濁法

　試料中のHbA1cは，試薬中の抗HbA1c抗体と結合します．結合せずに残った抗HbA1c抗体は，試薬中のポリハプテンと結合し，抗原抗体複合物を生成します．この複合物によって生じる濁度を測定し，あらかじめ既知濃度の標準液から作成した検量線をもとにHbA1c濃度を求めます．別に求めた総Hb濃度とHbA1c濃度から，総Hb中のHbA1c割合（％）を求めます．

● ラテックス凝集法

　未感作ラテックス液中に溶血試料を添加すると，ラテックス粒子表面に検体中のHbが吸着して固相化されます．このとき，ラテックスに吸着するHbとHbA1cの割合は検体中に存在する比率になります．次に，固相化したHbA1cに特異的なモノクローナル抗体を反応させ，ラテックス–HbA1c–抗HbA1cモノクローナル抗体複合体を形成させます．さらに，この複合体に対する抗体を作用させて凝集させる

［参考：NGSP値とは］

　NGSPとはNational Glycohemoglobin Standardization Programの略で，米国を中心としたHbA1cの測定標準化体系を指す．HbA1c値は国際的にみると欧州を中心としたIFCC（International Federation of Clinical Chemistry）値または米国を中心としたNGSP値での統一表示が進んでいる．日本では1993年から独自に国内のHbA1c標準化を進めてJDS（Japan Diabetes Society）値として運用していたが，HbA1c値の国際標準化に向けて2013年4月からの推進期間を経て，2014年4月からはNGSP値での単独表示になった．NGSP値は従来のJDS値に比べて0.4％程度高値になっている．

［参考：高HbFや異常ヘモグロビンの存在する場合］

　HPLC以外の方法ではHbA1cしか結果が得られないので，最終的にHPLC法でvariant Hbや高HbFの存在を確認することになる．

と，この凝集量はラテックス表面に固相化されたHbA1c量に依存するので，この吸光度変化よりHbA1c値を求めます．

● 酵素法

第一反応ではプロテアーゼの作用によりHbA1cのβ鎖N末端に由来する糖化ジペプチドを切り出すと同時に，所定波長における吸光度よりHb濃度を求めます．第二反応では糖化ジペプチドにフルクトシルペプチドオキシダーゼ（FPOX）を作用させ，生成した過酸化水素がペルオキシダーゼ（POD）の存在下で発色剤を発色させます．この吸光度からHbA1c濃度を求め，総Hbに対するHbA1cの比率を求めます．

グリコアルブミン（GA, glycoalbmin）

基準範囲 11～16%[2)]

臨床的意義

アルブミンをはじめとする各種血清蛋白は，ヘモグロビンが糖化（グリケーション）を受けるのと同様に，血液中に存在する間に血清グルコース濃度に依存して可逆的なアルジミンを形成し，その後アルジミンは徐々にアマドリ転位反応を経てケトアミン型糖化蛋白になります．

GAは約2～3週間の血清グルコース濃度の平均値を反映しているといわれ，HbA1cよりも短期間の血糖コントロールの指標として利用されています．また，日内変動も認められず随時採血検体での測定可能が利点ですが，アルブミンの代謝が亢進している場合（ネフローゼ，甲状腺機能亢進症など）には測定値の低下傾向が認められ，肝硬変ではやや上昇を示します．

測定法

GAは糖化血清蛋白であり，その測定にはHPLCやグリコアルブミン抗体を用いるEIA法や，糖化アミノ酸酸化酵素を利用する酵素法があります．

● 酵素法

試料に糖化アミノ酸酸化酵素（ケトアミンオキシダーゼ）を作用させ，内在する糖化アミノ酸をグルコソン，アミノ酸，過酸化水素に変化させ消去します．処理液にアルブミンに対し特異性を有するプロテアーゼを作用させ，糖化アルブミン（GA）から糖化アミノ酸を生成させます．生成した過酸化水素は，発色剤と4-AAの共存下でPODの作用により定量的に青紫色の色素に変換されます．これを比色定量することによりGA濃度を求めます．得られたGA値をアルブミン値で除し，次いで専用液体クロマトグラムの値と一致させるために以下の補正式を用いて補正します．

$$\{(グリコアルブミン濃度/アルブミン濃度)/1.14×100\}+2.9$$

● JSCC勧告法

血清のアルブミン分画を加水分解して遊離したすべてのデオキシフルクトシルリジン（DOF-Lys）およびリジンをID-MSで同時に測定します．GA値は遊離した全DOF-Lysとアルブミンのモル比（単位：mmol/mol）として式（1）で表します．

GA 値＝全 DOF-Lys 量/アルブミン量 ……………… (1)

全リジン量を 59（血清アルブミン分子中のリジン残基数）で除してアルブミン量とすると，GA 値は式 (2) で求められます．

GA 値＝59× 全 DOF-Lys 量/全リジン量 ………… (2)

1,5-アンヒドログルシトール（1,5-AG，1,5-anhydro-D-glucitol）

基準範囲 $14\,\mu g/mL$ 以上[2]

臨床的意義

1,5-AG はグルコースの 1 位の OH 基が取れた構造の物質で，その量はブドウ糖の約 1/40 といわれています．血中の 1,5-AG は主として食物から摂取され，腎でほとんど再吸収されて，ごく一部が尿中に排泄されます．健常人では 1,5-AG の体内量に比べて，供給や排泄，代謝量が少なく食事の影響も受けないため，日内変動はほとんどありません．しかし，糖尿病患者では高血糖に伴う尿糖の排泄時に，尿細管におけるグルコースの排泄と 1,5-AG の再吸収が競合するため，グルコース排泄量が多いほど 1,5-AG の再吸収が阻害されてしまい，血中 1,5-AG 値が低下してしまいます．

血中 1,5-AG 値は正常〜境界値付近の血糖値変動を鋭敏に反映し，HbA1c や GA のようにグリケーションを受けた物質と違い，数日間の血糖コントロール指標として有用です．

測定法

その測定方法は HPLC 法と酵素法があり，日常検査では酵素法が広く用いられています．

● **酵素法**

ADP 依存性ヘキソキナーゼと ADP により，1,5-アンヒドログルシトール-6-リン酸（AG-6-P）を生成させます．この AG-6-P と $NADP^+$ に AG-6-リン酸デヒドロゲナーゼ（AG-6）を作用させ NADPH を生成します．この NADPH と発色剤にジアホラーゼ（DIP）を作用させて生成した水溶性ホルマザン色素を比色定量して 1,5-AG 濃度を求めます．

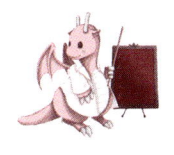

わかばさんへアドバイス

糖尿病のモニタリングとして血糖値と HbA1c 値が用いられていますが，赤血球寿命が短くなるような病態の場合には見かけ上低値を示すためモニタリングに利用できません．そのようなときは GA や 1,5-AG で代用できます．詳しくは，第 1 章 自動分析装置の 4. 検体に依存する異常反応の中の (2) 異常ヘモグロビンの項を参照してください．

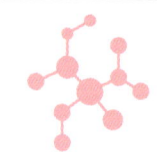

3. 酵素

アスパラギン酸アミノトランスフェラーゼ（AST, aspartate aminotransferase）

基準範囲 13〜30 U/L[1]

臨床的意義

　アスパラギン酸アミノトランスフェラーゼ（AST）は分子量約 90,000 で，2 つのサブユニットから成り立っています．AST は体内のほとんどすべての組織に分布していますが，心筋，肝臓，骨格筋，腎臓に多く，赤血球には血清中の約 40 倍存在しています．AST はこれらの組織細胞の傷害により血中に逸脱し，活性が上昇します．AST のアイソザイムにはミトコンドリア分画にある m-AST と，細胞上清分画にある s-AST の 2 種類が存在します．

　その測定値の変動は，次項の ALT 値とのバランスによって臨床的意義が異なってくるので，次項で合わせて述べます．

測定法

● **JSCC 勧告法**

　AST の基質として L-アスパラギン酸および 2-オキソグルタル酸を用い，オキサロ酢酸と L-グルタミン酸を生成させます．ここで生成したオキサロ酢酸にリンゴ酸デヒドロゲナーゼ（MD）を作用させて L-リンゴ酸に変化させます．このとき，NADH は NAD^+ となるため，340 nm における NADH の吸光度は減少します．この減少速度から AST 活性を求めます．

$$\text{L-アスパラギン酸} + \text{2-オキソグルタル酸} \xrightarrow{\text{AST}} \text{オキサロ酢酸} + \text{L-グルタミン酸}$$

$$\text{オキサロ酢酸} + NADH + H^+ \xrightarrow{\text{MD}} \text{L-リンゴ酸} + NAD^+$$

アラニンアミノトランスフェラーゼ（ALT, alanine aminotransferase）

基準範囲 10〜42 U/L（男性），7〜23 U/L（女性）[1]

臨床的意義

　アラニンアミノトランスフェラーゼ（ALT）は分子量約 120,000 の 2 つのサブユニットからなる酵素で，ほとんどすべての組織に存在しますが，AST に比べ低濃度で，最も多い肝臓でも AST の 1/3 程度しかなく，次いで腎臓，心筋に多く，これらの組織細胞の傷害により血中に逸脱し活性が上昇します．ALT のアイソザイムは細胞上清分画の s-ALT のみです．

　その測定値の変動は，AST 値とのバランスにより疾患や病態を判断します．心筋梗塞，筋疾患，溶血性貧血では，心筋，骨格筋，赤血球などに多く含まれる AST の上昇が顕著で，ALT の上昇は軽度にとどまります．また，肝障害においては

AST/ALT 比が有用です．肝での含有量は AST＞ALT で，血中半減期は AST が約半日，ALT が約 2 日なので，急性肝障害初期では含有量が多い AST が優位になりますが，急性肝障害の回復期や慢性肝障害になると半減期の長い ALT が優位になります．一方，アルコール性肝障害や肝硬変，肝細胞癌では AST が優位になります．また，AST，ALT の活性化には補酵素としてピリドキサルリン酸（PALP）を必要とするため，PALP を含まない JSCC 勧告法の試薬では，透析患者，腎不全などで低値を示すことがあります．

測定法

● JSCC 勧告法

ALT の基質として L-アラニンおよび 2-オキソグルタル酸を用い，ピルビン酸とグルタミン酸を生成させます．ここで生成したピルビン酸を乳酸脱水素酵素（LD）を用いて L-乳酸とします．このとき，補酵素である NADH は NAD^+ となるため，340 nm における NADH の吸光度は減少します．この減少速度から ALT 活性を求めます．

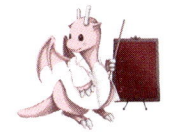

$$\text{L-アラニン} + \text{2-オキソグルタル酸} \xrightarrow{\text{ALT}} \text{ピルビン酸} + \text{L-グルタミン酸}$$

$$\text{ピルビン酸} + \text{NADH} + H^+ \xrightarrow{\text{LD}} \text{L-乳酸} + NAD^+$$

> **わかばさんへアドバイス**
>
> AST＞ALT のとき，LD，K 値もみてください．AST，LD，K 値が基準範囲上限を超えていたら，溶血しているかもしれません．検体の性状を確認しましょう．

乳酸脱水素酵素（LD，L-lactate dehydrogenase）

基準範囲 124～222 U/L[1]

臨床的意義

乳酸脱水素酵素（LD）は分子量約 34,000 の H（B）と約 37,000 の M（A）のサブユニットからなる 4 量体で，5 種類のアイソザイムが存在します．これらは電気泳動で分離すると，陽極側から LD_1（H_4 または B_4），LD_2（H_3M_1 または B_3A_1），LD_3（H_2M_2 または B_2A_2），LD_4（H_1M_3 または B_1A_3），LD_5（M_4 または A_4）に分画されます．心筋，脳，赤血球，腎臓には LD_1 および LD_2，肝臓および骨格筋には LD_4 および LD_5，脾臓，膵臓，甲状腺，副腎，リンパ腺などその他の組織では LD_3 が分布しています．

LD が高値を示す場合，アイソザイム分画を調べなければ詳しい傷害組織は推定できませんが，他項目との比である程度予測はつきます．たとえば，CK，CK-MB，AST，トロポニン T などの測定値から急性心筋梗塞を，AST・ALT の上昇，LD/AST＜3 であれば肝疾患を，LD/AST＞10，間接ビリルビン上昇，RBC，Hb の

低下があれば溶血性貧血など，関連した項目とのバランスで傷害組織の見当がつきます．

測定法
● JSCC 勧告法

　LDには，乳酸を基質とする正反応（L→P反応）と，ピルビン酸を基質とする逆反応（P→L反応）がありますが，JSCCではL-乳酸を基質として，NADHの340 nmにおける吸光度の増加を測定する方法を採用しています．

$$\text{L-乳酸} + \text{NAD}^+ \xrightarrow{\text{LD}} \text{ピルビン酸} + \text{NADH} + \text{H}^+$$

コリンエステラーゼ（ChE, cholinesterase）

基準範囲 240～486（男性），201～421（女性）U/L[1)]

臨床的意義

　コリンエステラーゼ（ChE）には，アセチルコリンのみを水解するアセチルコリンエステラーゼ（true cholinesterase, cholinesterase I）と，アセチルコリン以外も水解する偽性コリンエステラーゼ（serum cholinesterase, cholinesterase II）があります．血清ChEは分子量342,000の糖蛋白で，24%の糖を含んだ分子量85,500のサブユニットの4量体です．血清ChEとして測定されるのは後者で，基質特異性が低く，各種のコリンエステルのほか，非コリンエステルをも水解します．

　ChEは肝で合成されるため，肝機能を反映します．肝硬変や劇症肝炎などの慢性もしくは重度の肝障害で低下します．また，ChE活性の低下は血清アルブミンの減少とほぼ同様の動向を示すので，低栄養や発熱などの消耗性疾患などで認められます．逆に高活性を示す原因として，代表的な疾患にネフローゼ症候群が挙げられます．このほか，脂肪肝，肥満，高脂血症，甲状腺機能亢進症，家族性高ChE血症などで高ChE活性が認められます．また，有機リン中毒や抗ChE剤使用時などの治療，診断に重要な項目です．先天性のChE欠損や活性低下では筋弛緩剤であるサクシニルコリン投与によって遷延性無呼吸を起こすことが知られています．

測定法
● JSCC 勧告法

　ChEは基質であるρ-ヒドロキシベンゾイルコリン（ρHBC）を加水分解し，コリンとρ-ヒドロキシ安息香酸（ρHBA）を生成します（第一反応）．次いでρHBAはNADPHの存在下，4-ヒドロキシ安息香酸水酸化酵素（4-HBO）によりプロトカテキュ酸（PCA）に変換されます（第二反応）．このとき酸化されるNADPHの340 nmにおける吸光度の減少により，ChE活性を求めます．第二反応で生ずるPCAの蓄積は主反応の吸光度測定に正誤差を与えるので，プロトカテキュ酸酸素添加酵素（PCO）を反応させて測定系から除去しています．

$$\rho\text{-ヒドロキシベンゾイルコリン} + H_2O \xrightarrow{\text{ChE}} \text{コリン} + \rho\text{-ヒドロキシ安息香酸}$$

$$\rho\text{-ヒドロキシ安息香酸} + NADPH + O_2 \xrightarrow{\text{4-HBO}} \text{プロトカテキュ酸} + NADP^+ + H_2O$$

$$\text{プロトカテキュ酸} + O_2 \xrightarrow{\text{PCO}} \beta\text{-カルボキシムコン酸}$$

γ-グルタミルトランスフェラーゼ（γ-GT，γ-glutamyltransferase）

基準範囲 13～64 U/L（男性），9～32 U/L（女性）[1]

臨床的意義

γ-グルタミルトランスフェラーゼ（γ-GT）は，グルタチオン（γ-グルタミル-L-システィニル-グリシン）や他のγ-グルタミルペプチドから，γグルタミル基をアミノ酸，ペプチドなどの受容体に転移する酵素で，ヒトでは腎臓に最も多く，次いで膵臓，肝臓，胆嚢，脾臓，小腸，脳，心筋などに存在します．アルカリホスファターゼ（ALP）などと同様に膜酵素なので，腸管，尿細管，毛細胆管の刷子縁の膜に結合しています．肝臓では肝細胞のミクロソーム分画，細胆管，毛細胆管などに分布しています．

血清γ-GTは，肝・胆道系疾患において上昇することが知られています．アルコール性肝障害では中等度から高度（200 U/L以上）の上昇を示しますが，禁酒によって急速に低下し，その半減期は約2週間程度です．急性肝炎，非活動性の慢性肝炎・肝硬変，薬剤性肝障害では100 U/L程度まで，活動性の慢性肝炎・肝硬変では100～200 U/L程度の上昇を示すことが多いです．また，閉塞性黄疸，肝内胆汁うっ滞などの胆汁うっ滞症では，ALP，ロイシンアミノペプチダーゼ（LAP）などの胆道系酵素とともに，中等度から高度の上昇を示します．

測定法

● **JSCC勧告法**

受容体基質としてグリシルグリシンを，供与体基質としてL-γ-グルタミル-3-カルボキシ-4-ニトロアニリド（GluCANA）を用い，γ-GTの作用によって生成する5-アミノ-2-ニトロベンゾエイト（5-ANB）の410 nmにおける吸光度の増加を測定し，γ-GT活性値を求めます．

I．

グリシルグリシン ─────────────┐   ┌───────── GluCANA
                                                          γ-GT
L-グルタミル-3-カルボキシ-グリシルグリシン ←──┘   └─────────→ 5-ANB

II.

```
GluCANA ─────────┐         ┌───────── GluCANA
                 │  γ-GT   │
                 │         │
L-γ-グルタミル-γ-  │         │
グルタミル-3-カルボキシ-────┘         └───────── 5-ANB
4-ニトロアニリド
```

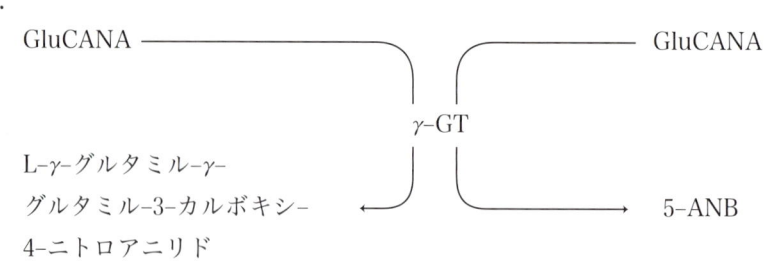

ここに示したIIの反応は自己転移反応（autotransfer reaction）で，全反応の1％以下であり，99％以上がIの反応です．

アルカリホスファターゼ（ALP，alkaline phosphatase）

基準範囲　106〜322 U/L[1)]

臨床的意義

アルカリホスファターゼ（ALP）は分子量が120,000〜150,000の糖蛋白で，活性中心にZn^{2+}を有した2量体であり，ホスファチジルイノシトール（PI）を介して細胞膜に結合した膜結合酵素です．また，Mg^{2+}は賦活剤として作用し，膜を通じてリン酸の転送に関与していると考えられています．ALPは全組織に存在しますが，とくに腎臓，小腸，骨，胎盤，肝臓などに多く含まれており，すべてのアイソザイムの至適pHはアルカリ側（pH10付近）にありますが，各々のアイソザイムの至適pHは少しずつ異なっています．

ALP活性は，骨疾患や肝・胆道系疾患などで上昇することが知られています．胆管癌やウイルス性肝炎，薬剤性肝障害，転移性肝癌，癌の骨転移や甲状腺機能亢進症や副甲状腺機能亢進症などで高値を示します．

測定法

● JSCC勧告法

4-ニトロフェニルリン酸（4-NPP）を基質とし，生成するリン酸基を受容する2-エチルアミノエタノール（EAE）を緩衝液として，生成する4-ニトロフェノール（4-NP）の405 nmにおける吸光度の増加を測定しALP活性値を求めます．

1)　4-NPP + H_2O $\xrightarrow{ALP}$ 4-NP + Pi　──────── (1)
　　（H_2Oはリン酸基の受容体として作用する）

2)　4-NPP + EAE $\xrightarrow{ALP}$ 4-NP + EAE-P　──────── (2)

本反応液中において，ALPは4-NPPを加水分解して，4-NPとリン酸基を生成します．リン酸基はH_2O（式1）およびEAE（式2）に受容されます．ALPが十分な活性を示すためには適正な濃度のマグネシウムイオン（Mg^{2+}）が必要となりますが，血清中に存在するMg^{2+}だけでは不十分ですので，活性測定用の反応液には0.5 mM Mg^{2+}を添加してあります．pHについては各ALPアイソザイムの4-NPPに

対する見かけの Km が十分小さく，またアイソザイム間の 37℃と 30℃の活性比の差が小さい pH 9.90（30℃）が採用されています．

> **ピットフォール**
>
> 抗凝固剤として EDTA，クエン酸，シュウ酸，NaF を使用した採血管に採血すると，活性中心にある Zn^{2+} や賦活剤である Mg^{2+} がキレートされて ALP 活性が低下します．同時に Ca^{2+} や Fe^{2+} も同様にキレート作用を受けるので，低値傾向を示します．また，アミラーゼ（AMY）も立体構造維持に Ca^{2+} を必要とするので，条件によっては AMY 活性も低値を示すことがありますので，これらの測定値の挙動に注目してください．

> **わかばさんへアドバイス**
>
> JSCC 勧告法の EAE 緩衝液は，空気中の二酸化炭素による影響を比較的受けやすいといわれています．そのため，分析装置に搭載してから長時間経過すると，周囲の試薬から発生した二酸化炭素などによって pH の低下が生じます．各アイソザイムの至適 pH が異なるため，pH の低下により勧告法による反応動態と異なる反応を示すことになります．また，日々の精度管理においては管理血清の ALP 測定値が徐々に低下していくので，緩衝液を交換することによって活性値が高くなります．

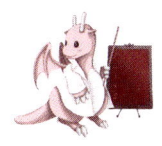

ロイシンアミノペプチダーゼ（LAP，leucyl aminopeptidase）

> **基準範囲** 30〜70 U/L（L-ロイシル-4-ニトロアニリド基質法）[2]
> 23〜50 U/L（男性），21〜42 U/L（女性）（L-ロイシル-4-N, N-ジスルホプロピルアミノアニリド基質法）[2]

> **臨床的意義**
>
> ロイシンアミノペプチダーゼ（LAP）はペプチドの N 末端よりロイシンを遊離する酵素で，細胞質由来（cytosomal）LAP（C-LAP あるいは true LAP），ミクロソーム由来（microsomal）LAP（アリルアミダーゼ；AA あるいは clinical LAP）および胎盤由来 LAP（シスチルアミノペプチダーゼ；CAP）の 3 種類が存在しています．
>
> AA は ALP とともに肝，胆道系の閉塞性疾患の診断に有用とされています．胆囊炎，胆石などの良性疾患，膵頭部癌，胆囊癌などの悪性腫瘍など，胆道に閉塞をきたし，黄疸を認める場合，高活性を示します．また，C-LAP は急性肝炎，活動性の慢性肝炎など肝細胞障害をきたす症例で高活性を示し，AST，ALT と同様の診断的意義を有しています．一方，妊婦の血清中でビリルビンの増加などの肝障害の所見がなく，比較的 LAP が高活性を示す場合は CAP によるものと考えます．

> **測定法**
>
> 血清 LAP 測定の基質は，L-ロイシルアミド，L-ロイシル-2-ナフチルアミド，L-ロイシル-4-ニトロアニリド，L-ロイシル-4-N, N-ジスルホプロピルアミノアニリド，L-シスチル-4-ジメチル-アミノアニリドがあります．それぞれの基質に対する

	C-LAP	AA	CAP
L-ロイシルアミド	++	+	+
L-ロイシル-2-ナフチルアミド	−	++	+
L-ロイシル-4-ニトロアニリド	−	++	++
L-ロイシル-4-N,N-ジスルホプロピルアミノアニリド	−	++	−
L-シスチル-4-ジメチル-アミノアニリド	−	±	++

表 4-1 各種基質に対する LAP 反応性

3種類の酵素の反応性を**表 4-1** に示します．

LAP 測定はまだ勧告法が提示されていないので，現在多く用いられている基質について記載します．

L-ロイシル-4-ニトロアニリドを基質とする方法：L-ロイシル-4-ニトロアニリドから AA と CAP の作用により L-ロイシンと 4-ニトロアニリン（4-NA）を遊離します．この反応における 4-NA の増加を測定し，LAP 活性値を求めます．

$$\text{L-ロイシル-4-ニトロアニリド} \xrightarrow{\text{LAP}} \text{L-ロイシン} + 4\text{-NA}$$

L-ロイシル-4-N,N-ジスルホプロピルアミノアニリドを基質とする方法：L-ロイシル-4-N,N-ジスルホプロピルアミノアニリドは，AA が作用することにより 4-N,N-ジスルホプロピルアミノアニリン（SPA）が遊離します．これにモノフェノールモノオキシゲナーゼ（MPO）の存在下で N-エチル-N-(3-メチルフェニル)-N'-サクシニルエチレンジアミン（EMSE）と反応させて生じる緑色色素を比色測定することにより，LAP 活性値を求めます．

$$\text{L-ロイシル-4-N,N-ジスルホプロピルアミノアニリド} + H_2O \xrightarrow{\text{LAP}} \text{L-ロイシン} + \text{SPA}$$

$$\text{SPA} + \text{EMSE} + H_3^+O + O_2 \xrightarrow{\text{MPO}} \text{緑色色素}$$

アミラーゼ（AMY，amylase）

基準範囲 44〜132 U/L[1]

臨床的意義

α-アミラーゼ（AMY）は，デンプン，グリコーゲンなどの多糖類の α-1,4-グリコシド結合を加水分解し，グルコース，マルトース，デキストランを生成する酵素で，立体構造維持には Ca^{2+} が必須であり，活性化剤として Cl^- が重要な役割を担っています．分子量は 54,000〜64,000 で，膵型（P型）と唾液腺型（S型）の2種類のアイソザイムがあり，それぞれ主に膵臓と唾液腺に強い活性を示しますが，肝臓，肺，小腸，卵巣などにも分布しています．

血清 AMY が高活性を示すときは，急性膵炎あるいは慢性膵炎の急性化が疑われます．しかし，血清 AMY は比較的分子量が小さく速やかに尿中に排泄されるため，急性膵炎があっても AMY 活性が正常を示すこともまれではありません．この場合，尿中の AMY 活性は血清 AMY よりも遅れて上昇し始め，以後比較的長期にわたって高い活性を維持するので，経過観察には尿アミラーゼの方が有用です．また，腎不全により尿中への排泄が停滞して血中 AMY が高くなります．

測定法

● JSCC 勧告法

血清中の AMY は試薬中の 4,6-エチリデン-4-ニトロフェニル-α-(1 → 4)-D-マルトヘプタオシド（Et-G7-4NP）に作用して PNP-G2～PNP-G4 を生成します．生成した PNP-G2～PNP-G4 に試薬中の α-グルコシダーゼが作用し 4-ニトロフェノール（4-NP）が生成されます．生成された 4-NP の 405 nm における吸光度の増加を測定して AMY 活性値を求めます．

[参考：JSCC 勧告法，JSCC 常用基準法，JSCC 勧告法準拠試薬，JSCC 標準化対応法]

JSCC 勧告法とは，日本臨床化学会が酵素活性測定の標準化を進めるため定めた，基準となる reference method を指します．測定温度は 30℃で，用いる基質の種類や濃度，緩衝液の種類，pH など細かく規定しています．JSCC 常用基準法は測定温度を 37℃に変えて，他の条件は勧告法と同じものを指します．JSCC 勧告法準拠試薬とは，各試薬の終濃度は勧告法に一致させるが，保存剤や安定化剤は酵素活性に変化を与えないものを添加している試薬です．JSCC 標準化対応法は常用酵素標準物質（enzyme reference material：ERM）の値を継承していることを指しています．たとえば，基質が勧告法と異なったり，終濃度が若干違っていても ERM の値を伝達していれば標準化対応法とよばれます（図 4-1：酵素活性測定の測定体系を参照）．したがって，標準化対応法以外の 3 法での試料の反応は同じ動態を示すと考えられますが，標準化対応法とうたわれているすべての試薬が 3 法と同様の反応動態を示すとはかぎらないことを念頭に置いておきましょう．

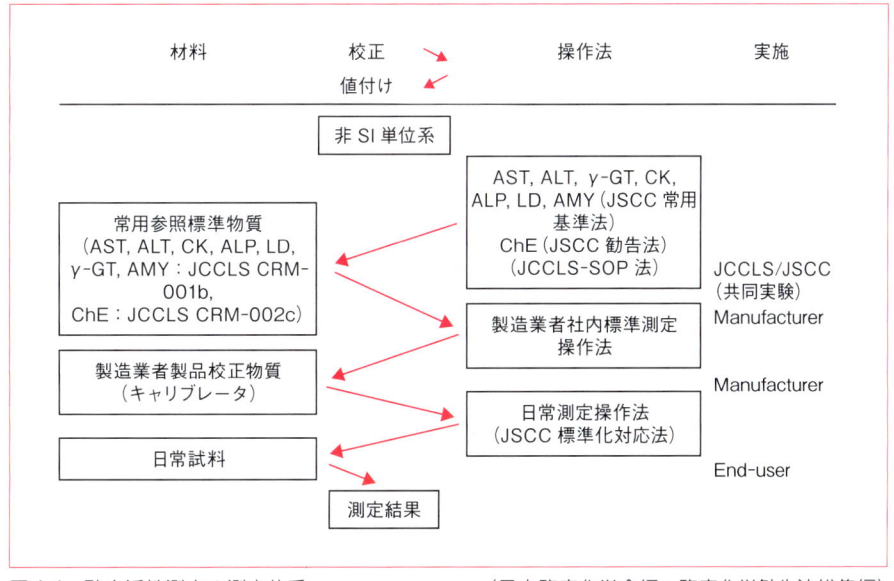

図 4-1 酵素活性測定の測定体系　　（日本臨床化学会編：臨床化学勧告法総集編）

$$\text{Et-G7-4NP} + \text{H}_2\text{O} \xrightarrow{\text{AMY}} \text{Et-Gx} + 4\text{-ニトロフェニル-G}(7-x)$$

$$4\text{-ニトロフェニル-G}(7-x) + (7-x)\text{H}_2\text{O} \xrightarrow{\alpha\text{-グルコシダーゼ}} (7-x)\text{グルコース} + 4\text{-NP}$$

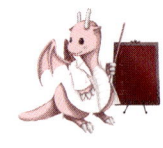

わかばさんへアドバイス

合成基質について

α-アミラーゼは,デンプンやアミロースなどのα-1,4-グリコシド結合を3つ以上含む,多糖のα-1,4-グリコシド結合を加水分解する酵素です.つまり,グルコースがα-1,4-グリコシド結合で4つ以上結合された多糖に反応します.アミラーゼ標準化対応法とうたっている試薬の合成基質には,グルコースの縮合個数が2〜7（G2〜G7）までありますが,上記の理由からG2,G3はα-アミラーゼは作用しません.G2,G3はα-グルコシダーゼ活性をα-アミラーゼ活性として測定しているので,厳密にいえばα-グルコシダーゼ活性をERMで校正することで,JSCC標準化対応α-アミラーゼ活性値としています.

P型アミラーゼ（P-AMY, P-amylase）

基準範囲 20〜65 U/L[2]

臨床的意義

ヒト体液中に認められているアミラーゼアイソザイムは膵型（P型）と唾液腺型（S型）の2種類が知られており,P型は分子量54,000で糖鎖を含みませんが,S型は分子量62,000くらいで糖鎖を含むAタイプと含まないBタイプ（56,000）があります.アミラーゼアイソザイムの測定には電気泳動法,インヒビターを用いる方法,モノクローナル抗体を用いた免疫阻害法などがありますが,通常日常検査では免疫阻害法が多く利用されています.

P-AMYは当然ながら膵が関与する疾患で上昇しますが,慢性膵炎や膵癌の末期では逆に低下します.

測定法

●免疫阻害法

S-AMYに特異的に反応し活性を失活させるモノクローナル抗体を用いた簡易迅速な方法で,S-AMYはほぼ100%阻害されるので,P-AMY活性を直接求めることができます.

クレアチンキナーゼ（CK, creatine kinase）

基準範囲 59〜248 U/L（男性）,41〜153 U/L（女性）[1]

臨床的意義

クレアチンキナーゼ（CK）は,ATPのリン酸基をクレアチンに転移する反応（正反応）とクレアチンリン酸のリン酸基をADPへ転移する反応（逆反応）を触媒する

酵素です．CKの分子量は約82,000で，M型（筋型）とB型（脳型）の2種類のサブユニットからなる2量体であり，CK–BB（CK$_1$），CK–MB（CK$_2$），CK–MM（CK$_3$）の3種類のアイソザイムが存在します．CK–BBは主として脳に，CK–MBは心筋に，CK–MMは骨格筋に高濃度に存在しています．また，ミトコンドリア内膜にはミトコンドリアCK（m-CK）が存在しています．

　血清CKは筋ジストロフィー，横紋筋融解症，心筋梗塞，心筋炎などの神経筋疾患において上昇が認められます．とくに心筋梗塞におけるCK活性の変動は，後述するCK–MBやトロポニンT，ミオグロビン，LD，ASTなどの変動パターンから梗塞の診断と経過観察に利用されています．

測定法

● JSCC勧告法

　ヘキソキナーゼ（HK）あるいはグルコキナーゼ（GK）およびG-6-PDHを共役酵素として用いる酵素法です．なお，血清中のCKは大部分が非活性型で存在しているため，これを活性型にするためにN-アセチル-L-システインを添加しています．

$$\text{クレアチンリン酸} + \text{ADP} \xrightleftharpoons{\text{CK}} \text{クレアチン} + \text{ATP}$$

$$\text{ATP} + \text{グルコース} \xrightleftharpoons{\text{HK or GK}} \text{ADP} + \text{グルコース6-リン酸（G-6-P）}$$

$$\text{G-6-P} + \text{NADP}^+ \xrightleftharpoons{\text{G-6-PDH}} \text{6-ホスホグルコン酸} + \text{NADPH} + \text{H}^+$$

CK-MB

基準範囲　25 U/L以下（CK–MB活性）[2]

臨床的意義

　CK–MB測定は通常急性心筋梗塞における早期診断に必要であり，そのため緊急性を有し，迅速にかつ精度がよい方法が求められます．検査室で行われるCKアイソザイム測定は免疫阻害法，電気泳動法，免疫化学測定による蛋白量測定などがありますが，免疫阻害法は活性値，電気泳動法は相対比（％），免疫化学測定では定量値で表されます．通常，検査室では迅速性の観点から免疫阻害法を選択することが多いと考えられます．

測定法

● 免疫阻害法

　抗ヒトCK-M阻害抗体を用いて血清中のCK–MMおよびCK–MB中のMサブユニット活性を阻害し，残存するBサブユニット活性をCK活性と同一方法で測定します．この方法は，血清中に存在するBサブユニットをもつCK–BBとCK–MB活性を測定することになります．通常健常人において，CK–BBの血清への出現はきわめて少量であり，ここで測定されるBサブユニット活性はCK–MB由来のものとみなし，活性値を2倍したものをCK–MB活性とします．臨床上問題になることは少ないですが，CK–BB分画の上昇，免疫グロブリンと結合したアノマリー（マクロCK type1）やミトコンドリア由来のm-CK（マクロCK type2）の出現において

正誤差を生じるので注意する必要があります．最近は，CK-M 阻害抗体に加えてマクロ CK type2 に対する阻害抗体を添加して特異性を高めた試薬も開発されてきています．

● 免疫測定による蛋白量測定

目的のアイソザイムに対する特異抗体を用いて蛋白量を測定する方法で，急性心筋梗塞診断のための CK-MB 測定が主になっています．今までは EIA，RIA，CLIA など専用の免疫化学分析装置による測定で，特異性は高いものの，やや迅速性に劣っていましたが，最近はラテックス比濁法を利用した生化学自動分析装置での測定試薬が開発されています．

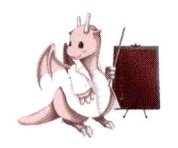

わかばさんへアドバイス

免疫阻害法による CK-MB 活性測定では，CK-BB 活性の上昇やマクロ CK の増加により CK-MB 活性の偽高値が認められ，ときには総 CK 活性と逆転現象が起こります．CK-MB が総 CK の 25％以上の活性を示した場合は，上記の可能性を考えなければなりません．第 6 章事例集 1．不思議なデータ 症例 1 に具体例があるので参照してください．

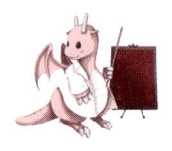

わかばさんへアドバイス

酵素は高次構造をもった蛋白なので，常に失活という危険性が伴います．したがって検量用 ERM は，溶解後長時間経過したものは使用しないようにしましょう．

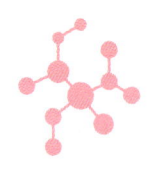

4. 脂質

総コレステロール（TCHO，total cholesterol）

基準範囲 142〜248 mg/dL[1)]

臨床的意義

血清中の総コレステロール（TCHO）はエステル型が約 70％，遊離型が約 30％の割合で存在しており，リン脂質，中性脂肪やアポ蛋白質などとリポ蛋白を形成しています．コレステロールは細胞膜の構成成分やステロイドホルモンとして重要な物質ですが，一方で高コレステロールは冠動脈疾患などのリスクファクターとして，診断・治療および予後において重要な指標でもあります．

コレステロールの吸収と合成は外因性と内因性があり，食事から摂取されるものを外因性コレステロール，内因性コレステロールは肝により合成され胆管より排泄されます．血清 TCHO が増加するものとして，家族性高コレステロール血症，代謝異常として糖尿病や動脈硬化，内分泌疾患である甲状腺機能低下症や Cushing 症候群，閉塞性黄疸，ネフローゼ症候群などがあります．減少するものは，甲状腺機能亢進症，重症の肝実質障害，飢餓などがあります．

測定法

● COD-POD 法

エステル型コレステロール（E–C）をコレステロールエステラーゼ（CE）を用いて遊離型コレステロール（F–C）と脂肪酸に加水分解します．次いでコレステロールオキシダーゼ（COD）の作用により既存の遊離型コレステロールとともにΔ^4-コレステノンと過酸化水素を生成させます．生じた過酸化水素はペルオキシダーゼ（POD）の存在下で 4-アミノアンチピリン（4–AA）と色原体を酸化縮合させ，生成された色素を比色定量して TCHO 値を求めます．

$$\text{E-C} \xrightarrow{\text{CE}} \text{F-C} + 脂肪酸$$

$$\text{F-C} \xrightarrow{\text{COD}} \Delta^4\text{-コレステノン} + \text{H}_2\text{O}_2$$

$$\text{H}_2\text{O}_2 + 色原体 + 4\text{-AA} \xrightarrow{\text{POD}} キノン色素$$

● JSCC 勧告法

試料中の E–C は，*Pseudomonas* 属由来の CE の加水分解作用によりコレステロールと脂肪酸に分解されます．次いで NAD^+ の存在下で，*Nocardia* 属由来の COD の作用により，コレステロールを酸化して Δ-4-コレステン-3-オンと NADH を生成します．この NADH の 340 nm における吸光度増加量を測定することにより，TCHO 値を求めます．この COD の反応は可逆反応なので，通常はコレステロールと等モルの NADH を生成することができないため，生成する Δ-4-コレステン-3-オンの 3β 位のケトン基にヒドラジンを付加することによって，COD の酵素反応を不可逆的にしています．

$$\text{E-C} + \text{H}_2\text{O} \xrightarrow{\text{CE}} コレステロール + \text{R-COOH}$$

$$コレステロール \xrightarrow[\text{NAD}^+ \quad \text{NADH}]{\text{COD}} \Delta\text{-4-コレステン-3-オン} + \text{H}^+$$

中性脂肪（TG，triglyceride）

基準範囲 40〜234 mg/dL（男性），30〜117 mg/dL（女性）[1]

臨床的意義

中性脂肪は，一般的にグリセロール 1 分子に脂肪酸が 3 分子エステル結合したトリグリセリド（TG）を指しますが，血清中では 2 分子結合したジグリセリド，1 分子結合したモノグリセリドも含みます．その性質は結合する脂肪酸の鎖長，飽和度によって左右され，全身の各種脂肪組織の主成分として生体のエネルギー貯蔵の役割を担っています．TG は食事から摂取され，腸管を通じて血中に入ります（外因性 TG）．外因性 TG は肝，脂肪組織，末梢組織に取り込まれ，時間とともに血中より消失していきます．脂肪組織中に貯蔵された TG は糖質が不足するとグリセロールと脂肪酸に分解されて，一部分はエネルギー源として消費されますが，大部分は

肝においてTGの再合成に利用されて、リポ蛋白として血中に放出されます（内因性TG）．

TGは血中濃度の上昇が臨床的に重要な意味を示します．血清TGの上昇は，脂肪組織からの脂肪酸放出の増大，肝における合成の亢進，末梢組織での取り込みの低下などにより起こり，TCHO値やリポ蛋白の測定とともに，脂質代謝異常の解明に重要です．

測定法

● GK-GPO法

第一反応において，血清中に存在している遊離グリセロールにグリセロールキナーゼ（GK）を作用させてグリセロリン酸を生成させます．これにグリセロリン酸オキシダーゼ（GPO）を作用させ，生成する過酸化水素をカタラーゼの作用で消去します．次に第二反応として，血清リポ蛋白中のTGにリポ蛋白リパーゼ（LPL）を添加してグリセロールを生成させ，次いで，GK, GPOを作用させて過酸化水素を生成させます．この過酸化水素をPODの存在下で色原体と4-AAを酸化縮合させてキノン色素を生成します．この色素の吸光度を測定してTG濃度を求めます．

〈第一反応〉

$$遊離グリセロール + ATP \xrightarrow{GK} グリセロリン酸 + ADP$$

$$グリセロリン酸 + O_2 \xrightarrow{GPO} ジヒドロキシアセトンリン酸 + H_2O_2$$

$$2H_2O_2 \xrightarrow{カタラーゼ} O_2 + 2H_2O$$

〈第二反応〉

$$TG \xrightarrow{LPL} グリセロール + 脂肪酸$$

$$遊離グリセロール + ATP \xrightarrow{GK} グリセロリン酸 + ADP$$

$$グリセロリン酸 + O_2 \xrightarrow{GPO} ジヒドロキシアセトンリン酸 + H_2O_2$$

$$2H_2O_2 + 4\text{-}AA + 色原体 \xrightarrow{POD} キノン色素 + 4H_2O$$

● JSCC勧告法

本法は，血清中のTGとしてトリグリセリドはもちろん，モノおよびジグリセリドもトリグリセリドとして測定します．

TGは，アルコール性KOHの作用により加水分解され遊離グリセロールとなります．グリセロールはATPの存在下でGKの作用でグリセロール-3-リン酸とADPを生成します．次に，このADPとホスホエノールピルビン酸はピルビン酸キナーゼ（PK）の作用によりピルビン酸とATPを生成します．この生成したピルビン酸はLDの作用でL-乳酸になりますが，同時に補酵素として加えたNADHはNAD$^+$となります．グリセロールとNADHは等モルの関係にあるので，NADH

の340 nmにおける吸光度の減少量を測定することでTG濃度を求めます．

$$\text{TG} \xrightarrow{\text{アルコール性 KOH}} \text{グリセロール} + 3\cdot\text{FFA}$$

$$\text{グリセロール} + \text{ATP} \xrightarrow{\text{GK}} \text{グリセロール-3-リン酸} + \text{ADP}$$

$$\text{ADP} + \text{ホスホエノールピルビン酸} \xrightarrow{\text{PK}} \text{ATP} + \text{ピルビン酸}$$

$$\text{ピルビン酸} + \text{NADH} + \text{H}^+ \xrightarrow{\text{LD}} \text{L-乳酸} + \text{NAD}^+$$

HDL-コレステロール（HDL-C, high density lipoprotein cholesterol）

基準範囲 　38〜90 mg/dL（男性），48〜103 mg/dL（女性）[1]

臨床的意義

血清中に存在する脂質は，アポ蛋白とともに脂質-蛋白複合体（リポ蛋白）を形成しています．リポ蛋白の分離方法には超遠心法，電気泳動法などがあります．超遠心法は比重の差によって分離する方法であり，軽いほうからカイロミクロン（CM），超低比重リポ蛋白（VLDL），低比重リポ蛋白（LDL），高比重リポ蛋白（HDL）とよばれています．また，VLDLとLDLの中間に位置する中間比重リポ蛋白（IDL），HDL分画の亜分画であるHDL_2とHDL_3などがあります．

HDL-Cは体内の各組織から遊離コレステロールを受け取り，レシチンコレステロールアシルトランスフェラーゼ（LCAT）の作用でエステル化して内部に取り込み，肝臓へ輸送して異化させる働き（コレステロール逆転送系）を担っています．HDL-Cは動脈硬化症の危険予防因子（ネガティブリスクファクター）であり，血中のHDL-C量は動脈硬化性疾患の発症予知に有用な指針であることが知られています．

測定法

● 直接法

以下に主なメーカーの測定原理を挙げます．

・協和メデックス（選択的抑制法）

ポリアニオンおよびカチオン性物質の静電的相互作用により，血清中のHDL以外のリポ蛋白中のコレステロールとコレステロール測定用酵素との反応を抑制させた状態で，HDL中のコレステロールを酵素法（COD-POD法）にて測定します．

・積水メディカル（選択的可溶化法）

HDLとHDL以外のリポ蛋白（LDL, VLDL, CM）に対して異なる作用を示す特殊な界面活性剤を作用させて，HDL-Cを選択的に可溶化させ，コレステロールを酵素法（COD-POD法）にて測定します．

・和光純薬（選択的消去法）

血清中のHDLを試薬中の親水基と疎水基を有したブロックポリマーでコレステロール測定用酵素の作用から保護します．HDL以外のリポ蛋白（LDL，VLDL，CM）中のコレステロールはコレステロール測定用酵素の作用を受け，生じた過酸

化水素はカタラーゼにより H_2O に分解されます．その後残った HDL 中のコレステロールを酵素法（COD–POD 法）にて測定します．

● JSCC 勧告法

HDL 分画は，血清にデキストラン硫酸と塩化マグネシウムからなる沈殿試薬溶液を加え，遠心によって得られる上清のコレステロールを JSCC 勧告法による TCHO 測定法で測定します．

LDL-コレステロール (LDL-C, low density lipoprotein cholesterol)

基準範囲 65〜163 mg/dL[1)]

臨床的意義

LDL-C は，肝臓で生成されたコレステロールを末梢組織へと運搬する役割を担っています．LDL 受容体によって組織内に取り込まれますが，LDL-C の質的，量的変化により取り込まれずに血中に停滞する LDL-C 量が増加することで，動脈硬化疾患の危険度が高くなります．

測定法

● 間接法（Friedewald の式）

血清 TCHO, HDL-C, TG の測定値（いずれも mg/dL）から VLDL 中のコレステロールを TG の 1/5 と仮定して，下式によって LDL-C（mg/dL）を求めます．

$$LDL\text{-}C = TCHO - HDL\text{-}C - (TG/5)$$

上記の計算式は，以下の条件下で用いることとなっています．
　①空腹時血糖（CM を含まない）
　②TG 濃度が 400 mg/dL 以下
　③Ⅲ型脂質異常症を除く

● 直接法

以下に主なメーカーの測定原理を挙げます．

・協和メデックス（選択的可溶化法）

LDL-C のみを可溶化する界面活性剤を使用して，LDL 中に含まれる E-C および F-C を COD–POD 法により測定します．LDL 以外のリポ蛋白（HDL, VLDL, CM）に対する酵素反応を界面活性剤および糖化合物により阻害し，反応液中にリポ蛋白の形で残存させます．この原理により血清中の LDL-C 値を求めます

・積水メディカル（選択的消去法）

2 種類の界面活性剤を組み合わせて LDL-C を選択的に測定します．まず，第一反応で添加される界面活性剤 1 は，LDL-C 以外のリポ蛋白，CM, VLDL および HDL などの構造のみを変化させ，この界面活性剤の存在下，CO, CE を作用させて LDL-C 以外のリポ蛋白を消去します．第二反応で用いられる界面活性剤 2 はすべてのリポ蛋白の酵素反応を促進する働きがありますが，ここでは第一反応で残った LDL-C のみが COD–POD 法により測定されます．

・和光純薬（選択的消去法）

　血清中の LDL-C を，試薬中の親水基と疎水基を有したブロックポリマーでコレステロール測定用酵素の作用から保護します．LDL 以外のリポ蛋白（HDL, VLDL, CM）中のコレステロールはコレステロール測定用酵素の作用を受け，生じた過酸化水素はカタラーゼにより H_2O に分解されます．その後，反応試薬を作用させて残った LDL 中のコレステロールを酵素法（COD–POD 法）にて測定します．

🔴 JSCC 勧告法

　超遠心法（105,000 g，18.5 時間）により比重が 1.006 以下に浮遊する画分を除き，下層にくる画分（bottom fraction：Bfr）を試料として，デキストラン硫酸と塩化マグネシウムからなる HDL 沈殿試薬溶液を加え，遠心によって得られる上清のコレステロールと同時に Bfr のコレステロールを JSCC 勧告法による TCHO 測定法で測定します．Bfr のコレステロール値から上清のコレステロール値を差し引くことで LDL-C を算出しています．また，比重 1.006〜1.019 に位置する IDL, CM レムナント，VLDL レムナントや比重 1.050〜1.120 に位置する Lp（a）も Bfr に存在することになるため，この操作で得られる LDL-C 値にはこれらのリポ蛋白も含むことになります．しかし，LDL-C 値への寄与は，健常人では IDL-C は約 2 mg/dL 程度であること，冠動脈疾患リスクをもつ患者はこれらのリポ蛋白濃度が増加していることから，補正をせずに広義の LDL-C としています．

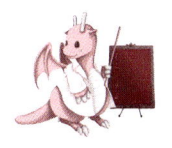

わかばさんへアドバイス

　HDL-C や LDL-C の直接法は，健常人血清試料では測定値にほとんど乖離は認めませんが，異常リポ蛋白に対する各試薬の反応性が異なることが問題となって，特定健診項目から除外されてしまいました．今は TCHO, TG, HDL-C より Friedewald の式で LDL-C を評価するようになっています．第 6 章事例集症例 3 を参照してください．

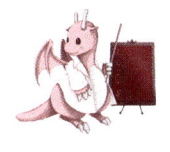

わかばさんへアドバイス

　脂質項目の標準血清は主に凍結乾燥品が使用されていますが，その取り扱いには注意しなければなりません．溶解後安定するまで時間がかかり，粘稠度も高いため，十分な混和が必要です．また，濃縮もしやすいため，とくに HDL-C, LDL-C 用の標準血清は気をつけて扱いましょう．

リン脂質（PL, phospholipids）

基準範囲　　150〜230 mg/dL（レシチン換算値）[2]

臨床的意義

　リン脂質（PL）は分子中に非極性部と極性部とを有し，蛋白質とともに生体膜の構成に関与しています．リン脂質は窒素化合物（コリン，セリン，エタノールアミン），グリセロールおよび脂肪酸をもとに大部分が肝臓で合成され，合成後はリポ蛋

白として血中に存在し，また胆汁中にも排泄されます．血清 PL は各種脂質代謝異常によって増減しますが，TCHO と並行して変動することが多く，最近はあまり測定されていません．

血清 PL が高値を示すのは，閉塞性黄疸，甲状腺機能低下症，糖尿病，ネフローゼ症候群などがあり，低値を示すときは重症の肝機能障害，甲状腺機能亢進症などが挙げられます．また，閉塞性黄疸など重度の胆汁うっ滞が起こると，PL を多く含む異常リポ蛋白である Lp-X，LP-Y が出現します．

測定法

● ホスホリパーゼ D とコリンオキシダーゼを用いる酵素法

試料中の PL にホスホリパーゼ D を作用させると，ホスファチジン酸とコリンを遊離します．遊離したコリンにコリンオキシダーゼを反応させてベタインと過酸化水素を生成させ，過酸化水素は POD の存在下で 4-AA と色原体を酸化縮合させます．生成されたキノン色素の吸光度を測定することにより PL 値を求めます．

$$PL + H_2O \xrightarrow{PLD} コリン + ホスファチジン酸$$

$$コリン + H_2O + 2O_2 \xrightarrow{コリンオキシダーゼ} ベタイン + 2H_2O_2$$

$$2H_2O_2 + 4\text{-}AA + 色原体 \xrightarrow{POD} キノン色素 + 4H_2O$$

遊離脂肪酸（FFA，free fatty acid）

基準範囲
140〜850 μEq/L（空腹時血清中濃度）酵素法[2]

臨床的意義

血清中の遊離脂肪酸（FFA）は臨床的にほぼ C_{10} 以上のものを対象としています．FFA はエステル化して脂質成分となっているものに対し，非エステル型脂肪酸は NEFA とよばれます．血清中の FFA はアルブミンと結合しており，末梢組織の重要なエネルギー源となっています．

血清中 FFA 濃度は，TG の分解と脂肪酸の再エステル化によって調整されています．血中 FFA の 20〜40％は肝で摂取され，TG，PL，エステル型コレステロールなどに合成，もしくは酸化されてアセトン体を形成し，それ以外の FFA は末梢組織で摂取されてその一部は酸化されてエネルギー源になります．

血中 FFA 濃度は運動により低下し，飢餓，寒冷，恐怖，喫煙などにより上昇します．

測定法

● 酵素法

試料中の FFA にアシル-CoA-シンセターゼ（ACS）を反応させて，アシル-CoA，AMP およびピロリン酸（PPi）を生成させます．生成されたアシル-CoA にアシル-CoA オキシダーゼ（ACOD）を作用させると，2,3-trans-エイノル-CoA と過酸化水素が生じます．この過酸化水素は，POD の存在下で 4-AA と色原体を酸化縮合させ，キノン色素を生成します．このキノン色素の吸光度を測定することにより，

FFA濃度を求めます．

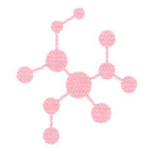

$$\text{FFA} + \text{コエンザイムA (CoA)} + \text{ATP} \xrightarrow{\text{ACS}} \text{アシル-CoA} + \text{AMP} + \text{PPi}$$

$$\text{アシル-CoA} + \text{O}_2 \xrightarrow{\text{ACOD}} 2,3\text{-trans-エイノル-CoA} + \text{H}_2\text{O}_2$$

$$2\text{H}_2\text{O}_2 + 4\text{-AA} + \text{色原体} \longrightarrow \text{キノン色素} + 3\text{H}_2\text{O}$$

5. 非蛋白窒素化合物

尿素窒素（BUN, blood urea nitrogen）

基準範囲 8〜20 mg/dL[1]

臨床的意義

尿素（urea）は，食事蛋白や組織の分解により生じたアミノ酸の脱アミノ化反応によって放出されたNH_3と二酸化炭素から，肝臓においてオルニチンサイクルを経て合成されます．すなわち，尿素は蛋白代謝最終産物として肝臓で合成され，腎臓から尿中に排泄されます．臨床検査では，尿素量を尿素分子の窒素量として表し，血中尿素窒素（BUN）といわれています．

BUNは主に血清クレアチニン値との組み合わせで腎機能評価に利用されていますが，蛋白摂取量や消化管出血などの腎前性の要因や循環血液量の異常などによって増減するので，判断に注意が必要です．BUN値が低下するものとして，肝不全，低蛋白食などがあります．一方増加するものは，腎機能障害，高蛋白食，消化管出血，脱水，乏尿などがあります．

測定法

● ウレアーゼ-GLDH法

第一反応として内因性NH_3を消去します．試料中の内因性NH_3は2-オキソグルタル酸，NADPH，グルタミン酸脱水素酵素（GLDH）の作用により消去されます．

第二反応では尿素はウレアーゼの作用によりNH_3とCO_2に分解されます．このNH_3と2-オキソグルタル酸は，NADPHの存在下でGLDHの作用によりグルタミン酸に変化しNADPHは$NADP^+$になります．このNADPHの340 nmでの吸光度の減少速度を測定してBUN値を求めます．

〈第一反応〉

$$\text{NH}_3 + 2\text{-オキソグルタル酸} + \text{NADPH} + \text{H}^+ \xrightarrow{\text{GLDH}} \text{グルタミン酸} + \text{NADP}^+ + \text{H}_2\text{O}$$

$$\text{NADP}^+ + \text{L-イソクエン酸} \xrightarrow{\text{ICDH}} \text{NADPH} + 2\text{-オキソグルタル酸} + \text{CO}_2$$

〈第二反応〉

$$\text{尿素} + \text{H}_2\text{O} \xrightarrow{\text{ウレアーゼ}} 2\text{NH}_3 + \text{CO}_2$$

$$\text{NH}_3 + 2\text{-オキソグルタル酸} + \text{NADPH} + \text{H}^+ \xrightarrow{\text{GLDH}} \text{グルタミン酸} + \text{NADP}^+ + \text{H}_2\text{O}$$

● ウレアーゼ-LED 法

　第一反応として，内在する NH_3 の影響を回避するため，試料中の NH_3，α-ケトイソヘキサン酸，NADH にロイシンデヒドロゲナーゼ（LED）を反応させ，ロイシンと NAD^+ を生成させます．このときの NADH の減少速度を 340 nm で測定します．

　第二反応では，試料中の尿素にウレアーゼを作用させて NH_3 を生じさせます．生じた NH_3 に α-ケトイソヘキサン酸，NADH を加え，LED を作用させるとロイシンと NAD^+ が生成されるので，このときの NADH の減少速度を 340 nm で測定します．ただし，第二反応では内在する NH_3 も一緒に測定しているので，第一反応で測定した減少速度を差し引いて，検体中の BUN 値を求めます．

〈第一反応〉

$$\text{NH}_3 + \alpha\text{-ケトイソヘキサン酸} + \text{NADH} + \text{H}^+ \xrightarrow{\text{LED}} \text{ロイシン} + \text{NAD}^+ + \text{H}_2\text{O}$$

〈第二反応〉

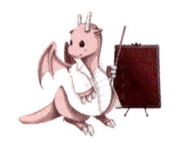

$$\text{尿素} + \text{H}_2\text{O} \xrightarrow{\text{ウレアーゼ}} 2\text{NH}_3 + \text{CO}_2$$

$$\text{NH}_3 + \alpha\text{-ケトイソヘキサン酸} + \text{NADH} + \text{H}^+ \xrightarrow{\text{LED}} \text{ロイシン} + \text{NAD}^+ + \text{H}_2\text{O}$$

わかばさんへアドバイス

　BUN 測定ではウレアーゼを利用するため，内因性 NH_3 の消去能が高いものを選択することが必要です．上記のウレアーゼ-LED 法は NH_3 回避法であり，消去法であるウレアーゼ-GLDH 法に比べて，高濃度の NH_3 消去能力は劣ります．さらに，ウレアーゼ-GLDH 法でも，L-イソクエン酸，イソクエン酸脱水素酵素（ICDH）を添加することで，第一反応の GLDH によって生じた NADP^+ を NADPH に還元してさらなる GLDH 反応へ利用することで，高濃度 NH_3 消去が可能となっています．

$$\text{NADP}^+ + \text{L-イソクエン酸} \xrightarrow{\text{ICDH}} \text{NADPH} + 2\text{-オキソグルタル酸} + \text{CO}_2$$

　とくに尿には高濃度の内因性 NH_3 が混在しているので，尿を直接測定するか否かによって必要な NH_3 消去能は異なります．また，試薬に添加される酵素の種類や量が増えると，それにつれて試薬も高価になっていくので，コストパフォーマンスも考慮して選択する必要があります．

クレアチニン（CREA, creatinine）

基準範囲 0.65〜1.07 mg/dL（男性），0.46〜0.79 mg/dL（女性）[1]

臨床的意義

クレアチニン（CREA）は，生体内では筋，神経内でクレアチンリン酸から直接に，またはクレアチンの脱水によって生成され，血中に出現します．血中のCREAは腎臓の糸球体から濾過されたのち，ほとんど再吸収されずに尿に排泄されます．通常，1日当たりの尿中排泄量は，主として筋の総量に比例し，食事性因子や尿量などにほとんど影響されません．血清CREA濃度はGFRと相関性が高く，腎機能障害の指標として重要です．血清BUN値との組み合わせで病態把握に利用されています．

血清・尿CREAの増加は筋疾患が大部分で，筋におけるCREA利用の低下，筋の崩壊・変性・萎縮，細胞膜の透過性亢進などが考えられます．

測定法

● **酵素法**

前処理反応として，内在しているクレアチンにクレアチナーゼ（CR），ザルコシンオキシダーゼ（SAO）を作用させ，生じた過酸化水素にカタラーゼを反応させて水と酸素に分解します．

次に本反応として，試料中のCREAはクレアチニナーゼ（CRN）の作用でクレアチンになり，その後前処理反応と同様にCR，SAOによって過酸化水素が生じます．PODの存在下でこの過酸化水素と4-AAと色原体を酸化縮合させ，生成するキノン色素を吸光度測定し，CREA値を求めます．

〈第一反応〉

(内因性) クレアチン + H_2O $\xrightarrow{CR}$ ザルコシン + 尿素

(内因性) ザルコシン + O_2 + H_2O $\xrightarrow{SAO}$ グリシン + HCHO + H_2O_2

$2H_2O_2 \xrightarrow{\text{カタラーゼ}} O_2 + 2H_2O$

〈第二反応〉

CREA + H_2O $\xrightarrow{CRN}$ クレアチン

クレアチン + H_2O $\xrightarrow{CR}$ ザルコシン + 尿素

ザルコシン + O_2 + H_2O $\xrightarrow{SAO}$ グリシン + HCHO + H_2O_2

$2H_2O_2$ + 4-AA + 色原体 $\xrightarrow{POD}$ キノン色素

● JSCC 勧告法

試料をトリクロロ酢酸で除蛋白後，酢酸エチル処理を行い，弱酸性陽イオン交換樹脂カラムによる HPLC で測定します．標準物質には National Institute for Standard and Technology（NIST）から頒布されている一次標準物質を用いて，クロマトグラフ上のピーク面積から濃度を算出します．

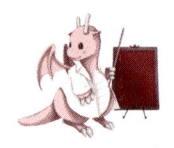

わかばさんへアドバイス

現在，クレアチニンの測定法はほぼ全国的に酵素法が採用されていますが，以前は Jaffé 反応を利用したアルカリ・ピクリン酸法が広く用いられていました．Jaffé 反応はクレアチニン内の活性メチレン基とピクリン酸が反応して赤色呈色するものですが，その反応に対してグルコースやアスコルビン酸などの還元性物質，アセトン体やピルビン酸，活性メチレン基をもつ薬剤などが正誤差を与えます．また，赤血球内にも類似クレアチニン物質が存在しているので，溶血検体も正誤差を生じます．クレアチニンは腎機能評価において重要な項目であることから，特異性・正確性に優れた酵素法を採用したほうがよいでしょう．

尿酸（UA，uric acid）

基準範囲 3.7〜7.8 mg/dL（男性） 2.6〜5.5 mg/dL（女性）[1]

臨床的意義

尿酸（UA）は核酸の最終代謝産物として知られています．血清中では尿酸ナトリウムとして存在し（pH 7.4 の正常血清中での溶解度は約 7.0 mg/dL），一部はアルブミンと結合しています．ヒトはウリカーゼをもっていないので，血清中で溶解できない尿酸は関節腔，組織などに沈着し，痛風を発症させます．

体内の尿酸プールは男性で 1,200 mg/dL 程度（女性はその半分程度）とされており，このうち 60％にあたる 700 mg/dL ほどが 1 日のうちに骨髄，筋肉，肝臓などで合成され，その大部分は尿中に，一部約 200 mg/dL は便中に排泄されます．

血中の UA が増加する病態として，細胞崩壊などによる核酸分解の亢進，プリン体の合成亢進，ヌクレオチドやプリン塩基の過剰摂取，腎からの排泄障害などが考えられます．

測定法

● 酵素法

検体中の UA はウリカーゼによりアラントイン，CO_2，過酸化水素に分解されます．生成した過酸化水素は POD の存在下で 4-AA と色原体を酸化縮合させ，キノン色素を生成します．このキノン色素を比色定量することによって尿酸値を求めます．

$$UA + O_2 + 2H_2O \xrightarrow{\text{ウリカーゼ}} アラントイン + CO_2 + H_2O_2$$

$$2H_2O_2 + 4\text{-}AA + 色原体 \xrightarrow{POD} キノン色素$$

● JSCC 勧告法

過塩素酸法で除蛋白した試料を HPLC-UV 法で分析します．

（1）血清除蛋白前処理法

標準液および血清試料 0.2 mL を遠心管に採り，これに 0.3 mol/L 過塩素酸 2.0 mL を加えてミキサーで混和したのち，氷水中で 30 分以上放置後，さらにミキサーで混和し，3,000 rpm，10 分間遠心分離します．上清を別の試験管に移し，再度 3,000 rpm，10 分間遠心分離します．その上清 0.3 mL に 0.2 mol/L Na$_2$HPO$_4$ 溶液 0.3 ml を加えて混和したものを HPLC の試料とします．

（2）HPLC の操作条件

装置に関係なく，カラムは ODS（octadesysilane，炭素が 18 個つながった化合物で油のような性質をもつ）系とします．溶離液にはメタノールを含むリン酸緩衝液（pH 2.2）を用い，流速 1.0 mL/min で，試料 100 μL を注入し，ループカット方式で 50 μL を HPLC で分析します．UA のピークは 5〜10 分で溶出するようにし，用いるカラムによりメタノール含量や流速など分析条件を変更します．検出は 284 nm で行い，濃度はピーク面積法で算出します．

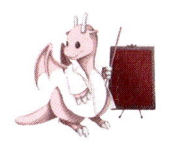

わかばさんへアドバイス

がん化学療法による高尿酸血症の治療薬として，ラスブリカーゼ（商品名：ラスリテック）という薬剤が投与されることがあります．この薬剤の作用機序は，尿酸オキシダーゼによる尿酸からアラントインへの変換です．採血後常温に放置すると酵素反応が進むため，見かけ上尿酸値が低値（0.0 mg/dL 近辺になることもあります）を示します．尿酸値が前回値と比較して極端に低値を示した場合，ラスリテックが投与されていないか調べてみるとよいでしょう．

アンモニア（NH$_3$）

基準範囲 12〜66 μg/dL[2]

臨床的意義

生体内では，アンモニア（NH$_3$）は蛋白代謝のアミノ酸の脱アミノ反応や，腎臓や腸管内の細菌により生成され，その処理は肝臓での尿素サイクル（オルニチン回路）による尿素への変換が大部分で，そのほかにグルタミン酸からグルタミンへの変換や 2-オキソグルタル酸と反応してグルタミン酸に変換することで体内の NH$_3$ を無毒化しています．

NH$_3$ には毒性があり，劇症肝炎や肝硬変などの重度の肝障害により尿素生成能が低下し，血中 NH$_3$ 値が高くなると肝性昏睡を起こします．

測定法

血漿 NH₃ の測定にはイオン交換樹脂法，直接比色法，酵素法，ドライケミストリー法などがあります．

● 酵素法

血漿中の NH₃ は，ニコチン酸アデニンジヌクレオチド酸化型（デアミド-NAD）と ATP とともに，ニコチン酸アミドアデニンジヌクレオチドシンセターゼ（NADS）と反応し，NAD⁺ と AMP を生成します．この NAD⁺ は G-6-PDH の作用を受けて NADH になることから，NADH の吸光度増加量を測定して NH₃ 値を求めます．

● ドライケミストリー法

試薬は多層一体型フィルムスライドになっており，スライド上に全血を点着すると下層へと拡散していきます．反応層で液中にアンモニウムイオンとして存在したアンモニアは，気体のアンモニアガスとなり検出層に到達します．検出層に含有されるブロモフェノールブルーは，アンモニアガスによって黄色～青色に変化します．この発色変化量は血漿中のアンモニア濃度に対応することから NH₃ 値を求めます．

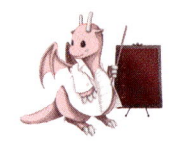

わかばさんへアドバイス

採血後室温に放置すると，赤血球中に含まれる AMP デアミナーゼによってアミノ酸が分解されてアンモニアが生成されるため，経時的に高くなります．そのため，氷冷したり除蛋白を行ったりしてアミノ酸の分解を防いでいますが，基本は採血後氷冷してすぐ測定するようにしましょう．

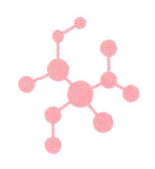

6. 電解質

ナトリウム（Na）

基準範囲 138～145 mEq/L[1]

臨床的意義

ナトリウム（Na）はクロール（Cl）とともに血中に最も多く含まれるイオンで，血漿浸透圧や pH の保持に重要な役割を担っています．そのため，Na，Cl 濃度はホルモンや腎機能によってほぼ一定に調節されています．

Na，Cl は食事中の食塩として摂取され，大部分は尿中に排泄され，一部は便や汗などの水分と一緒に体外に排出されます．下垂体後葉ホルモンのバゾプレッシンの抗利尿作用により体内水分量が増加して Na 濃度が低下したり，副腎皮質ホルモンであるアルドステロンによって Na の再吸収が促進されて濃度の上昇が起こります．これらのホルモン異常によって Na や Cl の異常を示す病態を起こしますが，そのほかに直接の調節臓器である腎臓の機能障害によっても異常を示し，一般に重度の腎機能障害では血清 Na，Cl の低下が認められます．

測定法

炎光光度法，原子吸光法などがありますが，現在ではイオン選択電極法が主流となっています．

● イオン選択電極法（ISE法）

ガラスに Al_3O_3 や B_2O_5 を少量添加することで陽イオンに対する選択性を向上させたガラス電極により，Na^+ 電位を測定し Na 濃度を算出します．

● JSCC勧告法

Cl の項で述べます．

カリウム（K）

基準範囲 3.6〜4.8 mEq/L[1]

臨床的意義

カリウム（K）は細胞内液の陽イオンの主成分であり，マグネシウム（Mg）とともに細胞活動，神経・筋の興奮性発揮に重要な役割を担っています．血清K量の調節は Na と同様にアルドステロンによって行われ，Na と逆の動き方をします．すなわち，アルドステロンの増加によって K 濃度は低下し，逆に副腎皮質機能低下症では高値を示します．また，高度の腎機能障害では血清 K 値は上昇します．

測定法

K も Na と同様にイオン選択電極法が主流となっています．

● イオン選択電極法（ISE法）

バリノマイシンなどの有機化合物を含有する固定膜もしくは液膜電極によって，K^+ が選択的に測定されます．

● JSCC勧告法

Cl の項で述べます．

クロール（Cl）

基準範囲 101〜108 mEq/L[1]

臨床的意義

クロール（Cl）は血中の陰イオンのなかで最も高濃度に存在しており，重炭酸イオンとともに血漿浸透圧，pH の保持に重要な役割を担っています．

測定法

Cl もイオン選択電極法が主流となっています．

● イオン選択電極法（ISE法）

Cl も Na や K のように選択性が向上し，Br^-，I^- などによる影響をほとんど受けない電極が開発され，Na，K と同時測定が可能となり，現在では生化学自動分析装置に搭載されています．

● JSCC勧告法

イオン電極法による血液中の Na，K，Cl 濃度測定の勧告法として，標準血清を用いた測定値の正確さの評価，正確さの校正および正確さの日常精度管理のために用

項目	B	$t\cdot s/\sqrt{n}$*	Cm
Na	±1.5 以内	1.5 以下	±3.0 以内
K	±0.1 以内	0.1 以下	±0.2 以内
Cl	±1.5 以内	1.4 以下	±2.9 以内

表 4-2 正確さの許容限界
濃度単位：mmol/L，＊試料数 n=5

いる測定値の正確さの校正方法を示しています．

①試料には，ISE 一次常用標準血清または ISE 常用標準血清を用い，3 濃度（高値，中値，低値）をそれぞれ 5 重測定します．

②各試料の測定値から平均値 $\bar{x}$，測定値の標準偏差 s，バイアス B，平均値の 95％信頼限界 $t\cdot s/\sqrt{n}$，不確かさの大きさ Cm をそれぞれ計算します．なお，標準値 x は，標準血清に添付されている検定書に明記されているものを使用します．

③B，$t\cdot s/\sqrt{n}$，Cm のそれぞれについて，**表 4-2** の正確さの許容限界と比較します．このとき，$t\cdot s/\sqrt{n}$ が許容され，B について許容されなかった場合，校正式を算出して校正します．もし，$t\cdot s/\sqrt{n}$ が許容されなかった場合は，校正式による校正は不可能なので，正確さについての結果判断および評価はできません．

〈95％信頼限界 $t\cdot s/\sqrt{n}$ について〉

t はステューデント t で，両側 5％の有意水準を与える数値を t 分布表より自由度 (n−1) で求めた値を指します．つまり，$\pm t\cdot s/\sqrt{n}$ は $2.776\cdot s/\sqrt{5}=\pm 1.24 s$ となります．

〈Cm 値〉

　　Cm＝（バイアスの符号）{（バイアスの絶対値）＋ $t\cdot s/\sqrt{n}$}
　　　＝（バイアスの符号）{（バイアスの絶対値）＋ 1.24 s}

④校正式は相関係数 r ≧ 0.98 のとき，標準値 x_i と測定値 y_i から，直線回帰式 y＝a＋bx を求め，これより −a/b と 1/b を算出し，校正式 y_i'＝−a/b＋1/b y_i を求めます．この校正式を測定装置やデータ処理システムに入力して，この校正式を用いた校正値が正確さの許容範囲を満たしているか確認します．

血清浸透圧

基準範囲　275〜290 mOsm/kgH$_2$O[2)]

臨床的意義

濃度が異なる溶液同士が溶質を通さない半透膜で接しているとき，濃度差を解消しようと溶媒が低濃度溶液から高濃度溶液へ移動するときに生じる圧力を浸透圧といいます．

体液は細胞内液と外液の組成が異なっていますが，両者の浸透圧は平衡が保たれています．血清の浸透圧は，主に電解質濃度（特に Na，Cl）に関係し，血清の水分量，電解質の変動を総合的に判断するうえで重要な指標です．血清浸透圧は以下の

計算式で算出できます．

$$\text{Posm}（\text{mOsm/kgH}_2\text{O}）\fallingdotseq 2 \times \text{Na}（\text{mEq/L}）+ 血糖値（\text{mg/dL}）/18 + \text{BUN}（\text{mg/dL}）/2.8$$

氷点降下法で測定した浸透圧と上記の計算式から算出した浸透圧の差は，浸透圧ギャップといいますが，通常 10 mOsm/kgH$_2$O 前後です．浸透圧ギャップが大きいときは，Na，血糖，BUN 以外の物質が蓄積している状態と考えられます．

血清浸透圧はきわめて狭い範囲でコントロールされており，口渇中枢による水分摂取と，下垂体後葉から分泌される抗利尿ホルモン（ADH）による腎臓からの水分排泄のバランスで恒常性が保たれています．血清浸透圧が上昇する疾患や病態は，高Na血症，高血糖，乳酸アシドーシス，アルコール中毒，薬剤マンニトール負荷，造影剤などがあります．また，低下するものは，心不全，肝硬変，SIADH，利尿薬，副腎不全，過剰飲水などがあります．

測定法

● 氷点降下法

凝固点降下度は溶液の質量モル濃度と比例定数の積で表されます．1 mol の溶質を H$_2$O 1 kg に溶解すると，氷点は 1.858℃降下し，浸透圧は 1 Osm/kgH$_2$O を示します．血清の氷点温度をサーミスタ温度計で測定し，下式によって浸透圧を求めることができます．

$$\text{mOsm/kgH}_2\text{O} =（氷点温度/-1.858）\times 1000$$

カルシウム（Ca）

基準範囲 8.8〜10.1 mg/dL[1]

臨床的意義

血清中総カルシウム（Ca）の存在形式は，イオン型（Ca^{2+}）が約50％，蛋白結合型（主にアルブミンと結合）が50％弱，重炭酸やクエン酸などとの結合型が数％となっています．このなかで生理活性を有しているものは Ca^{2+} ですが，日常検査では総 Ca 濃度測定をもって Ca^{2+} を評価しています．Ca は血液凝固，筋収縮や生体内での酵素の活性化などに必須な元素です．

血清中の Ca 量は主に副甲状腺ホルモン（PTH）によって調整されています．Ca^{2+} 濃度が低下すると PTH の分泌により濃度が上昇し，逆に増加すると PTH の分泌が抑制され濃度を減少させる方向へと向かいます．

Ca 濃度が高値を示す病態として，副甲状腺機能亢進症や異所性 PTH 産生腫瘍，悪性腫瘍に伴う高 Ca 血症などが考えられ，低値を示す場合は副甲状腺機能低下症や慢性腎不全，ビタミン D 欠乏，テタニーなどが考えられます．

測定法

● *o*-CPC 法

試料中の Ca は，アルカリ性下で *o*-クレゾールフタレインコンプレクソン

(*o*-CPC) とキレート結合し，赤色錯体を生成します．この色素結合物の吸光度変化を比色定量することによって総 Ca 値を求めます．*o*-CPC 法は，検量線がシグモイド曲線を呈する，試薬開封後の pH 安定性がよくない，共存する Mg の影響を受けるなどの問題点があります．

● MXB 法

試料中の Ca がアルカリ性下でメチルキシレノールブルー（MXB）と結合して青色の複合体を形成します．その吸光度を比色定量することにより総 Ca 値を求めます．この方法は，*o*-CPC 法に比較して MXB の解離が温度や pH の影響を受けにくい特徴があります．

● AZ III 法

試料中の Ca は中性の pH 下で発色剤アルセナゾ（AZ）III と青色の複合体を形成します．その吸光度を比色定量することにより総 Ca 値を求めます．この方法は反応時の pH が中性なので，*o*-CPC 法や MXB 法に比較するとかなり安定した試薬だと考えられます．

● CPZ III 法

試料中の Ca は弱酸性下でクロロホスホナゾ（CPZ）III と結合して青色の複合体を形成します．その吸光度を比色定量することにより総 Ca 値を求めます．

● 酵素法（アミラーゼを利用した方法）

Ca^{2+} が α-アミラーゼを活性化させる性質を利用した方法です．α-アミラーゼと基質である α-2-クロロ-4-ニトロフェニル-ガラクトピラノシルマルトサイド（Gal-G2-4NP）に試料中の Ca が添加されることにより，Gal-G2-4NP から 2-クロロ-4-ニトロフェノール（CNP）が遊離されます．この CNP の吸光度の増加速度を測定することにより，試料中の総 Ca 値を求めます．

● 酵素法（ホスホリパーゼ D を利用した方法）

試料中の Ca 量に応じて試薬中のホスホリパーゼ D（PLD）が活性化され，基質であるビス-4-ニトロフェニルリン酸（BPNPP）に作用して 4-ニトロフェニルリン酸（4-NPP）と 4-ニトロフェノール（4-NP）が遊離します．この 4-NP の吸光度の増加速度を測定することにより総 Ca 値を求めます．

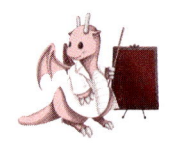

> **わかばさんへアドバイス**
>
> Ca 濃度の単位は一般的に mg/dL を使用していますが，mEq/L や mmol/L が使われていることがあります．それぞれの換算式を示します．Ca 分子量は 40，電荷数は 2 として計算しています．
>
> 1 mEq/L = 1 mg/dL × 10 ×（電荷数）/（分子量）
>   = 1/2 mg/dL
> 1 mmol/L = 1 mg/dL × 10 /（分子量）
>   = 1/4 mg/dL
>
> とりあえず mEq/L は 2 で割り，mmol/L は 4 で割りましょう．

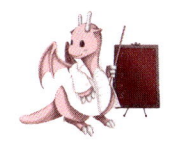

わかばさんへアドバイス

EDTA 塩やクエン酸 Na は Ca^{2+} をキレート結合する作用がありますが，これらの抗凝固剤入り試験管で採血した検体を測定すると，キレート法の試薬では負の影響を受けます．その際には ALP の項でも述べましたが，Ca の他に Mg，ALP も負の影響を受けますし，ときには AMY にまで負の影響が及ぶこともあります．ただし，酵素法ではキレート法ほど影響を受けません．

無機リン（IP）

基準範囲 2.7〜4.6 mg/dL[1]

臨床的意義

体内無機リン（IP）量は体重の約 1%（500〜800 g）で，その 80〜90% は骨に，約 15% が細胞内に存在し，細胞外液には約 0.1% の 400〜500 mg が含まれています．骨では Ca と結合してヒドロキシアパタイトの形で存在するほか，細胞成分として ATP，ADP などの高エネルギーリン酸化合物やヌクレオチド，リン脂質などの多くの有機リン酸エステルとして分布しています．血清中のリンを含む化合物はリン酸塩とリン脂質が主ですが，一部有機リン酸エステル化合物も存在します．

体内では Ca と同様に PTH の作用を受け，近位尿細管からリン酸の再吸収が抑制され，遠位尿細管より Ca チャネルの活性化により吸収が促進されるため，Ca と IP は反対の動向を示します．

血中の IP 濃度が高値を示す病態としては腎機能障害，低値を示す場合は副甲状腺機能亢進症が考えられます．

測定法

● **酵素法（プリンヌクレオチドホスホリラーゼを用いる方法）**

試料中の IP にプリンヌクレオチドホスホリラーゼ（PNP）を作用させたのち，生

[参考：アルブミン補正について]

日常検査では総 Ca が測定されますが，血中では Ca は約 50% がアルブミンと結合して存在しています．そのため低アルブミン血症を生じると総 Ca 濃度は低下し Ca^{2+} を反映できなくなるため，下記のような補正式で血中 Ca 濃度を評価することになります．

補正Ca濃度（mg/dL）＝測定Ca濃度（mg/dL）＋4－血清ALB濃度（g/dL）
（血清 ALB 濃度が 4.0 g/dL 未満の場合）

[参考：キレート法について]

Ca の測定法は主にキレート法と酵素法に大別されますが，全国的にキレート法の採用が 7 割強（第 47 回日本医師会精度管理調査結果より）を占めています．そのなかで従来最も多くの施設で採用されていたのは o-CPC 法でしたが，現在は AZ III 法が最も多くなっています．o-CPC 法は以前より試薬の不安定性，検量線の湾曲化（シグモイド曲線）が問題とされていました．それらが改良されたキレート法が次々と開発され，そのため o-CPC 法の採用が減少してきたと考えられます．AZ III は中性域，CPZ III は弱酸性域の緩衝液を採用することで安定性を確保し，検量線の湾曲化も改善されています．

じたヒポキサンチンに対してキサンチン脱水素酵素（XDH）を反応させる方法と，キサンチンオキシダーゼ（XOD）を反応させる方法があります．

（1）PNP-XDH 法

試料中の IP はイノシン，PNP と反応してヒポキサンチンとリボース-1-リン酸を生成します．このヒポキサンチンと NAD^+ に XDH を作用させると，キサンチン，さらに尿酸へと変換され，NAD^+ は NADH になります．この NADH の吸光度の増加量を測定することにより，IP 値を求めます．

$$IP + イノシン \xrightarrow{PNP} ヒポキサンチン + リボース\text{-}1\text{-}リン酸$$

$$ヒポキサンチン + NAD^+ \xrightarrow{XDH} キサンチン + NADH + H^+$$

$$キサンチン + NAD^+ + H_2O \xrightarrow{XDH} 尿酸 + NADH + H^+$$

（2）PNP-XOD 法

試料中の IP はイノシン，PNP と反応してヒポキサンチンとリボース-1-リン酸を生成します．このヒポキサンチンに XOD を作用させると，尿酸と過酸化水素が生じます．生じた過酸化水素は POD により 4-AA と色原体を酸化縮合させ，キノン色素を生成します．このキノン色素の吸光度を測定することにより IP 値を求めます．

$$IP + イノシン \xrightarrow{PNP} ヒポキサンチン + リボース\text{-}1\text{-}リン酸$$

$$ヒポキサンチン + 2H_2O + 2O_2 \xrightarrow{XOD} 尿酸 + 2H_2O_2$$

$$2H_2O_2 + 4\text{-}AA + 色原体 \xrightarrow{POD} キノン色素$$

● 酵素法（マルトースホスホリラーゼを用いる方法）

試料中の IP は，マルトースホスホリラーゼ（MP）によってマルトースと反応し，グルコースと β-グルコース-1-リン酸を生成します．次に，β-グルコース-1-リン酸はグルコース-1,6-二リン酸の存在下で，β-ホスホグルコムターゼ（β-PGM）により G-6-P となります．この G-6-P は NAD^+ の存在下，グルコース-6-リン酸脱水素酵素（G-6-PDH）によって 6-ホスホグルコン酸になります．この反応により NAD^+ は NADH に還元されるので，NADH の吸光度を測定することにより IP 値を求めます．

$$マルトース + IP \xrightarrow{MP} グルコース + β\text{-}グルコース\text{-}1\text{-}リン酸$$

$$β\text{-}グルコース\text{-}1\text{-}リン酸 + グルコース\text{-}1,6\text{-}二リン酸 \xrightarrow{β\text{-}PGM} G\text{-}6\text{-}P + グルコース\text{-}1,6\text{-}二リン酸$$

$$G\text{-}6\text{-}P + NAD^+ \xrightarrow{G\text{-}6\text{-}PDH} 6\text{-}ホスホグルコン酸 + NADH + H^+$$

マグネシウム（Mg）

基準範囲　　1.8〜2.3 mg/dL[2]

臨床的意義

　マグネシウム（Mg）は約70％が骨にリン酸塩として，20％ほどが筋組織に，10％が脳，膵臓，肝臓，腸，腎臓などの諸臓器に存在しています．血清中での存在形態はイオン型が55％，リン酸・クエン酸との結合型が約15％，蛋白結合型が約30％であり，とくに生理活性を有しているMg^{2+}が生体内のホスファターゼ，解糖系，尿素サイクルに関与する各種酵素の賦活剤として重要な役割を担っています．

　Mgは小腸から吸収され，体外へは2/3が便として，残り1/3は尿中に排泄されます．低Mg血症の原因としては，食事中のMg不足，慢性下痢や持続性嘔吐などによる多量の消化液喪失，低Mg輸液の大量投与などがあります．一方，腎機能低下ではMgの排泄が滞り，高Mg血症を示します．

測定法

● キシリジルブルー法

　試料中のMgは，アルカリ性下でキシリジルブルーIと結合して赤色の錯体を生じます．この赤色の吸光度を測定することによりMg値を求めます．

● 酵素法（イソクエン酸脱水素酵素を用いる方法）

　イソクエン酸脱水素酵素（ICDH）活性がMg濃度に依存する性質を利用した方法で，ICDHが試料中のMgによって活性化されイソクエン酸と$NADP^+$からNADPHを生成します．生成されたNADPHの吸光度の増加量を測定することによりMg値を求めます．

$$\text{イソクエン酸} + NADP^+ \xrightarrow{ICDH,\ Mg^{2+}} \text{2-オキソグルタル酸} + NADPH + CO_2$$

● 酵素法（グルコキナーゼを用いる方法）

　検体中のMgは試薬中のATPと複合体（Mg・ATP）を生成し，グルコースとともにグルコキナーゼ（GK）の作用により，G-6-PとMg・ADPへ変化します．このMgは再度試薬中のATPと結合し，GKの反応に利用されます．次に産生されたG-6-Pは$NADP^+$とともにG-6-PDHによりNADPHを生ずることから，NADPHの吸光度増加速度を測定することによりMg値を求めます．

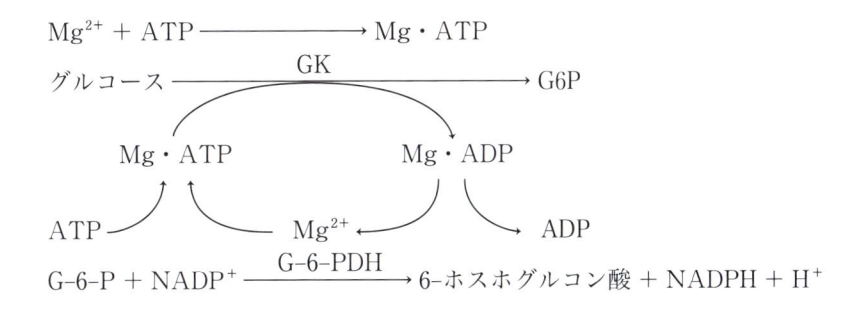

$$Mg^{2+} + ATP \longrightarrow Mg\cdot ATP$$

$$\text{グルコース} \xrightarrow{GK} G6P$$

$$G\text{-}6\text{-}P + NADP^+ \xrightarrow{G\text{-}6\text{-}PDH} \text{6-ホスホグルコン酸} + NADPH + H^+$$

血清鉄（Fe）

基準範囲　40〜188 μg/dL[1]

臨床的意義

全身の血清鉄（Fe）の70%はヘモグロビン中に，3%はミオグロビン中に含まれ，残りはフェリチンとして存在しており，ヘモグロビンの合成に欠かせないミネラルです．鉄はほとんどが食事からの吸収であり，Fe^{2+} の吸収の大部分は小腸上部で行われます．そこで Fe^{2+} の一部はアポフェリチンと結合してフェリチンとなり，肝臓や脾臓に貯蔵鉄として存在します．残りの Fe^{2+} は Fe^{3+} の形でアポトランスフェリンと結合して，鉄輸送蛋白であるトランスフェリンとなり，血液中を移動します．

鉄の摂取不足や，出血などによるヘモグロビンの損失によってFe濃度が低下すると，鉄欠乏性貧血を生じます．溶血性貧血ではヘモグロビンの分解によってFeが高値を示します．同様に急性肝炎では，肝細胞壊死による貯蔵鉄の放出によってFe濃度が上昇します．

測定法

● **バソフェナントロリン法**

試料中の Fe^{3+} を還元剤で Fe^{2+} にしたのち，バソフェナントロリンスルホン酸ナトリウムとキレート化合物を生成させ，生じた赤色化合物の吸光度を測定することによりFe値を求めます．

● **nitroso-PSAP法**

試料中の Fe^{3+} を還元剤で Fe^{2+} にしたのち，nitroso-PSAPとキレート化合物を生成させ，アルカリ性における黄緑色の呈色を比色定量することによりFe値を求めます．

鉄結合能（TIBCとUIBC）

臨床的意義

鉄代謝との関連からトランスフェリンが完全にFeで飽和された状態での鉄結合量で表現されますが，このようにして測定されたトランスフェリン量を鉄結合能とよびます．血清中にはFeと結合したトランスフェリンと遊離のトランスフェリンが存在しますが，後者の量を鉄結合能で測定したものを不飽和鉄結合能（UIBC）とよび，全トランスフェリン量を総鉄結合能（TIBC）とよんでいます．TIBC＝UIBC＋血清鉄の関係式が成り立ちます．

その測定は試料に既知過剰量のFeを添加し，不飽和トランスフェリンをすべて飽和させます．結合しなかった残余Feをキレート法によって測定し，既知過剰量から残余Fe量を差し引くことによってUIBCを求めます．

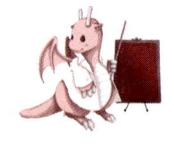

わかばさんへアドバイス

UIBCの測定において，用いる標準物質の性状が，水溶性タイプと血清タイプで注意が必要です．詳細は第6章事例集 2．臨床化学 Q&A を参照して下さい．

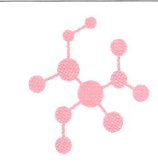

7. その他

総ビリルビン（T-BIL, total bilirubin）
直接ビリルビン（D-BIL, direct bilirubin）

基準範囲 0.4〜1.5 mg/dL（T-BIL）[1]，0.4 mg 以下[2]（D-BIL）

臨床的意義

ビリルビンは，赤血球が溶血や脾・骨髄などの細網内皮系による破壊を受けると，ヘモグロビンのヘム部分が変換されて生じます．ビリルビンは単独では水への溶解度が低く，アルブミンと結合して遊離型ビリルビンとして血漿中を移動し，その後肝臓においてグルクロン酸抱合を受け，水に可溶な抱合型ビリルビンとなり，胆汁中に排泄されます．ビリルビンの分類を**表4-3**に示します．

血中ビリルビンが上昇すると黄疸を呈します．黄疸はその発生原因によって，①溶血性黄疸，②肝細胞性黄疸または肝実質性黄疸，③閉塞性黄疸の3種類に分類され，それぞれ増加するビリルビンが異なります．①では赤血球の破壊が進み，ビリルビン生成が増加し間接ビリルビンが優位に上昇します．②では肝細胞機能低下により間接ビリルビンの摂取不良，グルクロン酸抱合能の低下，抱合型ビリルビンの胆汁への排泄不良などの要因が複雑に重なって，間接および直接ビリルビンの上昇がみられます．③は胆石や異物による胆管圧迫により，胆汁の十二指腸への排泄が障害されて胆汁が血中へ逆流する状態になり，この場合，直接ビリルビンが優位に上昇します．

測定法

● Malloy-Evelyn 法

ビリルビンがジアゾベンゼンスルホン酸を成分としたEhrlichのジアゾ試薬と反応して，赤紫色のアゾビリルビンを生成することを利用しています．T-BILは血清に蛋白との解離を促進する反応促進剤としてメタノールを添加してジアゾ試薬と反応させ，一方，D-BILは反応促進剤を添加せずに直接ジアゾ試薬と反応させて比色定量します．

● Jendrassik-Gróf（J-G）法の Michaëlsson 変法

T-BILは反応促進剤としてメタノールの代わりにダイフィリンを使用し，ジアゾ反応後にフェーリング液を加えて青色のアルカリアゾビリルビンを生成させ，比色定量します．D-BILは直接ジアゾ試薬と反応させて比色定量します．

生化学的名称	遊離型	抱合型		δビリルビン
分子形態	非抱合	モノグルクロナイド	ジグルクロナイド	アルブミン共有結合
化学反応分類	間接ビリルビン	直接ビリルビン		
HPLC分画	α	β	γ	δ

表4-3　ビリルビンの分類

● 酵素法

検体中のT-BILは，pH 7～8の条件下でビリルビンオキシダーゼの作用によりビリベルジンに酸化されます．このとき，ビリルビンに由来する450 nmの吸光度が減少するため，この吸光度変化を測定してT-BIL濃度を求めます．また，D-BILは酸性下でビリルビンオキシダーゼの作用によりビリベルジンに酸化されます．このときにビリルビンに由来する450 nmの吸光度が減少するので，これを比色定量することによりD-BIL濃度を求めます．

● 亜硝酸酸化法（化学酸化法）

ビリルビンはpH 3.7の緩衝液（エチレンジアミン四酢酸2Na塩とテトラデシルメチルアンモニウムブロミド）中で試料に亜硝酸を作用させると，酸化されてビリベルジンに変化します．このとき，ビリルビンに由来する450 nmの吸光度が減少するので，酸化反応前後の吸光度差からT-BIL濃度を求めます．

また同様に，pH 3.7の緩衝液（クエン酸1水和物とエチレンジアミン四酢酸2Na塩）中で試料に亜硝酸を作用させると，ビリルビンが酸化されてビリベルジンに変化します．このとき，ビリルビンに由来する450 nmの吸光度が減少するので，酸化反応前後の吸光度差からD-BIL濃度を求めます．

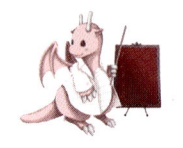

● バナジン酸酸化法（化学酸化法）

pH 2.9クエン酸緩衝液中で試料にメタバナジン酸と界面活性剤を作用させると，試料中の総ビリルビンはビリベルジンに酸化されます．このとき，ビリルビンに由来する450 nmの吸光度が減少するので，酸化反応前後の吸光度差からT-BIL濃度を求めます．

また同様に，pH 2.9酒石酸緩衝液中で試料にメタバナジン酸と界面活性剤を作用させると，試料中のビリルビンはビリベルジンに酸化されます．このとき，ビリルビンに由来する450 nmの吸光度が減少するので，酸化反応前後の吸光度差からD-BIL濃度を求めます．

わかばさんへアドバイス

直接ビリルビンと間接ビリルビンという呼び名は，ジアゾ試薬との反応性に由来しています．通常，直接ビリルビンと抱合型ビリルビンは同一のものとして扱われていますが，実際は直接ビリルビンといわれているもののなかには，抱合型ビリルビンのほかにδ-ビリルビンも含まれています．一般的な酵素法や化学酸化法によって測定されるD-BILはジアゾ法に合わせているので，δ-ビリルビンも測りこんでいます．しかし，δ-ビリルビンは新生児に多くみられ，肝障害時に高値を示す抱合型ビリルビンとは異なります．現在，一部の酵素法でβ-ビリルビンとγ-ビリルビンのみを測定する試薬が発売されています．

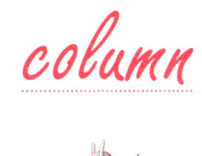

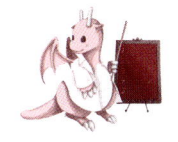

臨床検査の結果解釈と判断基準について

　臨床検査における定量検査の測定値を判断するための重要な指標として「基準範囲」が使われているが，以前は「正常値」や「正常範囲」，「健常参考値」「基準参考値」などという呼び名が使われていた．正常値とは健康な人のデータによって示される範囲であり，この範囲を逸脱すると「異常」，すなわち病気であると認識される．しかし，「正常値」設定において健康条件の定義がなく，さらには集めたデータの処理から範囲を決定する際の手法も標準化されていなかったため，施設ごとに異なった手法でそれぞれに正常値が設定されていた．また，測定値の標準化も進んでいなかったため，施設間での正常値の共用は不可能であった．

　このようなことから正常値の設定方法について検討され，新たに「基準範囲」として前述のような問題点が解消できるように，1992年 NCCLS（National Committee for Clinical Laboratory Standards：アメリカ検査標準協議会，現在は CLSI：Clinical and Laboratory Standards Institute）より具体的な設定方法の指針が提示された．しかし，現実には施設において使用されている基準範囲はさまざまであり，施設固有のもの，試薬メーカー推奨のもの，文献や教科書によるもの，検査センターが提示しているものなどがある．また，基準範囲に病態識別値，治療目標値，予防医学値を用いている施設もあるなど，使い方が適切ではない場合も多く見受けられる．これらは，臨床の場において特定の疾患に対する診断・治療に用いることを主としているため，基準範囲というより臨床判断値としての概念が強い．たとえば，病態識別値，いわゆるカットオフ値は，疾患と判定するかどうかの境界値を指し，その設定には ROC 曲線や感度・特異度曲線などが利用されている．また，コレステロールのように，疫学的調査結果から予防医学的に設定された予防医学値もある．

　近年，臨床化学分野では標準化もしくは標準化対応法での測定が普及してきたことにより，標準化された測定値と基準個体の集積が可能となってきた．これらをもとにして，共用基準範囲の設定を目的にワーキンググループ[1]が 2011 年に立ち上げられ，その後，2012 年には JCCLS[2]内に関連団体の代表からなる基準範囲共有化委員会が設立された．このように，共用基準範囲が全国的に普及することで，施設において基準範囲に関する諸問題が解決されていくことが期待されている．

　臨床検査のなかで測定値を判断する"ものさし"は複数あるが，それぞれの意味や設定方法，使用目的を理解し，知っておくことは非常に重要である．

1) 合同基準範囲共有化 WG（日本臨床検査医学学会，日本臨床化学会，日本臨床衛生検査技師会，日本検査血液学会）
2) 特定非営利活動法人日本臨床検査標準協議会

免疫化学

　免疫化学検査は目的とする物質を求めるために，試薬として特異抗体を添加して抗原抗体反応を起こし，抗原抗体複合体を定量することで目的とする物質量を求めており，これをイムノアッセイとよんでいます．免疫化学検査において目的とする物質は低濃度物質が多く，感度を向上させるため，検出物質として酵素や化学発光物質などが用いられています．イムノアッセイでは，反応液中に抗原抗体複合体と複合体を形成しない抗原や抗体が混在することになり，前者を結合型分画（bound fraction；B），後者を遊離型分画（free fraction；F）とよびます．このBとFを測定直前の最終段階で分離しない方法とする方法があり，前者をホモジニアス法，後者をヘテロジニアス法といって区別しています．両者の特徴を**表 4-4**に示しました．

	ホモジニアス法	ヘテロジニアス法
利点	分析操作が単純で分析時間も短時間ですむ	B/F分離操作により干渉要因が排除され，低濃度で精度よい結果が得られる
欠点	B/F分離を行わないので低濃度域の測定が難しい	B/F分離操作が入るので，煩雑で分析時間が長時間になる

表 4-4 ホモジニアス法とヘテロジニアス法の利点と欠点

EIA（酵素免疫測定法），ELISA

　EIAは，目的の抗原（もしくは抗体）に対して酵素を標識した抗体（もしくは抗原）を反応させ，生じた抗原抗体複合体量を酵素活性から求めて抗原（抗体）量を知る方法で，固相化抗体（抗原）を用いたものをELISAとよんでいます．主に以下の方法が用いられています．

● 競合法（図 4-1）

　固相化した抗体（もしくは抗原）に既知量の酵素標識した抗原（もしくは抗体）と被検試料を加えると，両者は固相化抗体（抗原）に対して競合して複合体を形成します．B/F分離後，基質を加えて酵素活性を測定します．被検試料中の抗原（抗体）が多ければ酵素標識された抗原抗体複合物の生成が少ないので，求める酵素活性も低くなります．

● サンドイッチ法（図 4-2）

　固相化した抗体（もしくは抗原）に被検試料を加えて反応させ，B/F分離後，固相化された抗原抗体複合物に対して酵素標識した抗体（もしくは抗原）を加えB/F分離したのち，基質を加えて酵素活性を測定します．目的抗原（抗体）を固相化抗体（抗原）と酵素標識抗体（抗原）で挟むことからサンドイッチ法とよばれており，競合法と逆で，酵素活性が目的物質量を反映します．

CLEIA（化学発光酵素免疫測定法）（図 4-3）

　固相化抗体（もしくは抗原）に検体中の抗原（もしくは抗体）を結合させB/F分

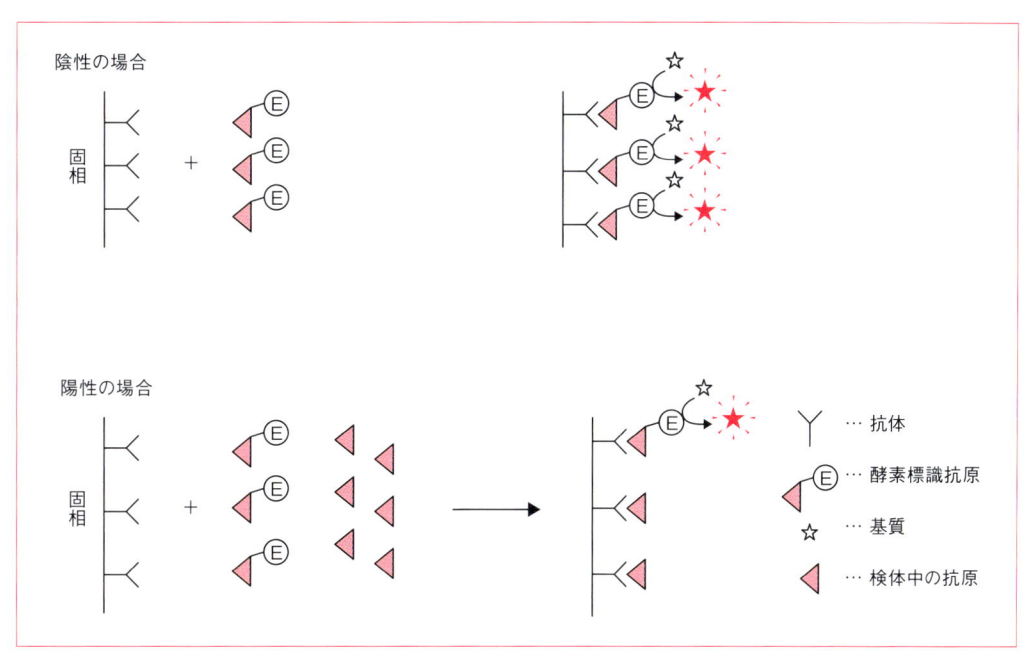

図 4-1 EIA−競合法

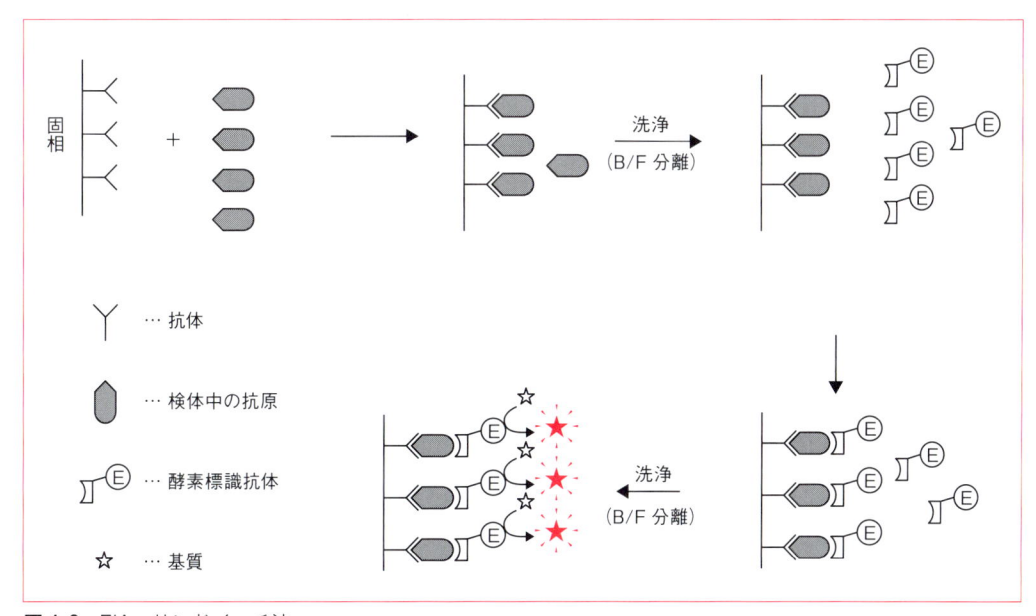

図 4-2 EIA−サンドイッチ法

離を行い，さらに酵素を標識した抗体（抗原）を結合させてその酵素活性を化学発光反応により検出します．

CLIA（化学発光免疫測定法）（図 4-4）

固相化抗体（もしくは抗原）に検体中の抗原（もしくは抗体）を結合させ B/F 分離を行い，さらにアクリジニウム誘導体を標識した抗体（抗原）を結合させます．

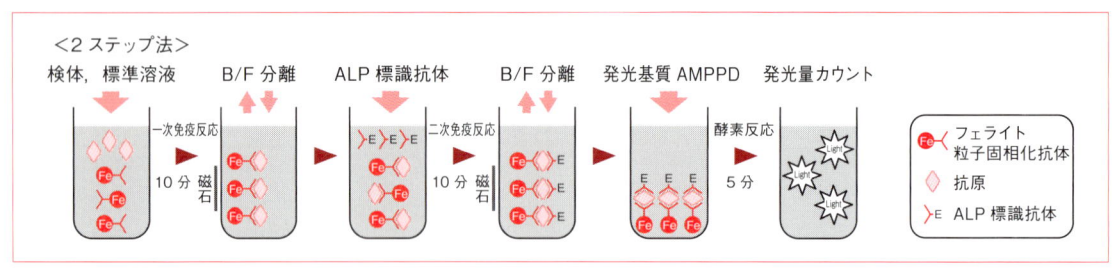

図 4-3　CLEIA　　　　　　　　　　　　　　　　　　　　　　　　　　　　提供：富士レビオ

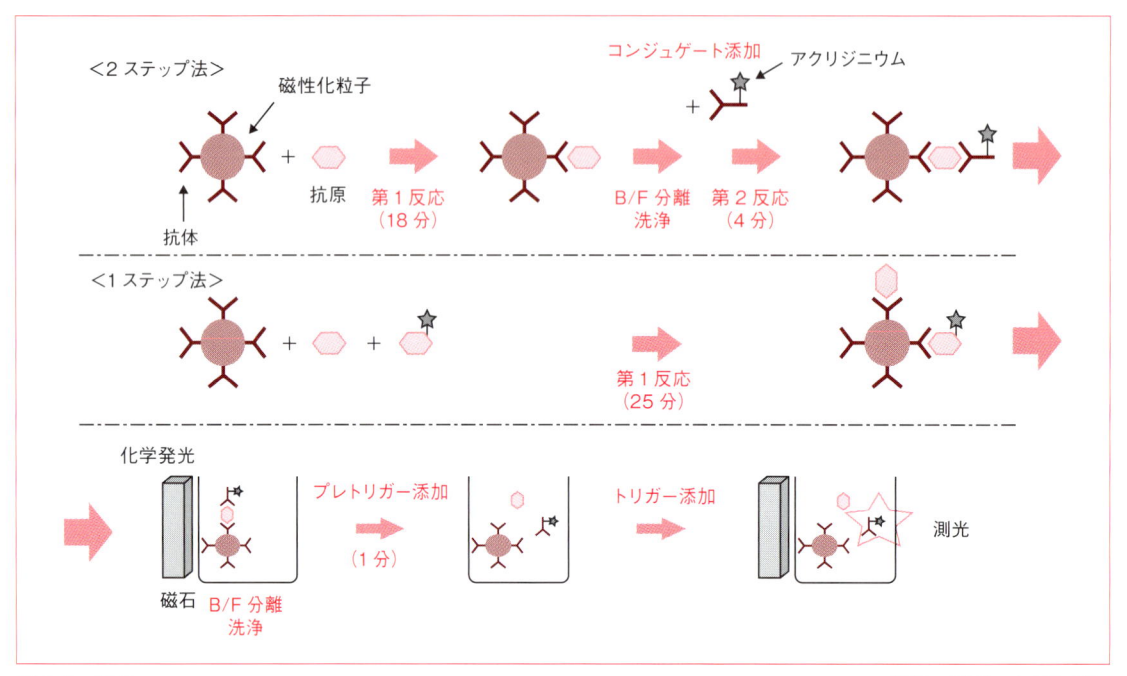

図 4-4　CLIA　　　　　　　　　　　　　　　　　　　　　　　　　　　　提供：アボットジャパン

酸化還元反応を利用してアクリジニウムを発光させて発光量を測定します．

ECLIA（電気化学発光免疫測定法）（図 4-5）

　反応セル中にビオチン化した抗体（もしくは抗原）とルテニウム（Ru）錯体を標識した抗体（もしくは抗体）と被検試料を加え反応させます．そこにストレプトアビジンを結合させた磁性粒子を加えて B/F 分離し，Ru を発光させて測定します．

ラテックス凝集反応（図 4-6）

　抗体（もしくは抗原）を結合させたラテックス粒子を含んだ試薬に試料中の抗原（もしくは抗体）を反応させると，抗原抗体反応によりラテックス粒子が凝集します．この凝集反応による吸光度変化は抗原（抗体）濃度に依存するので，あらかじめ既知濃度の検量液を用いた検量線から濃度を求めます．この方法は，B/F 分離は行わないのでホモジニアス法になります．

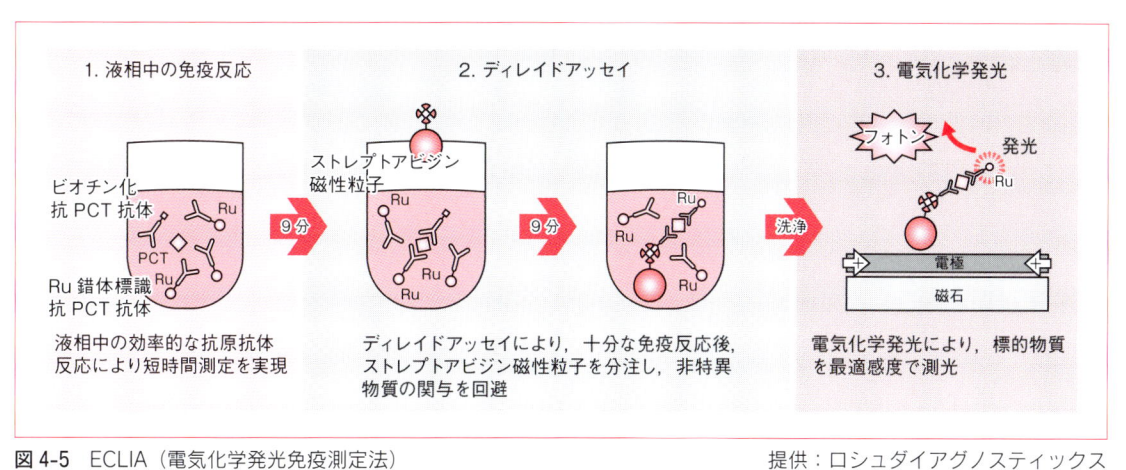

図 4-5　ECLIA（電気化学発光免疫測定法）　　　　　　　　　　　　　　　　　提供：ロシュダイアグノスティックス

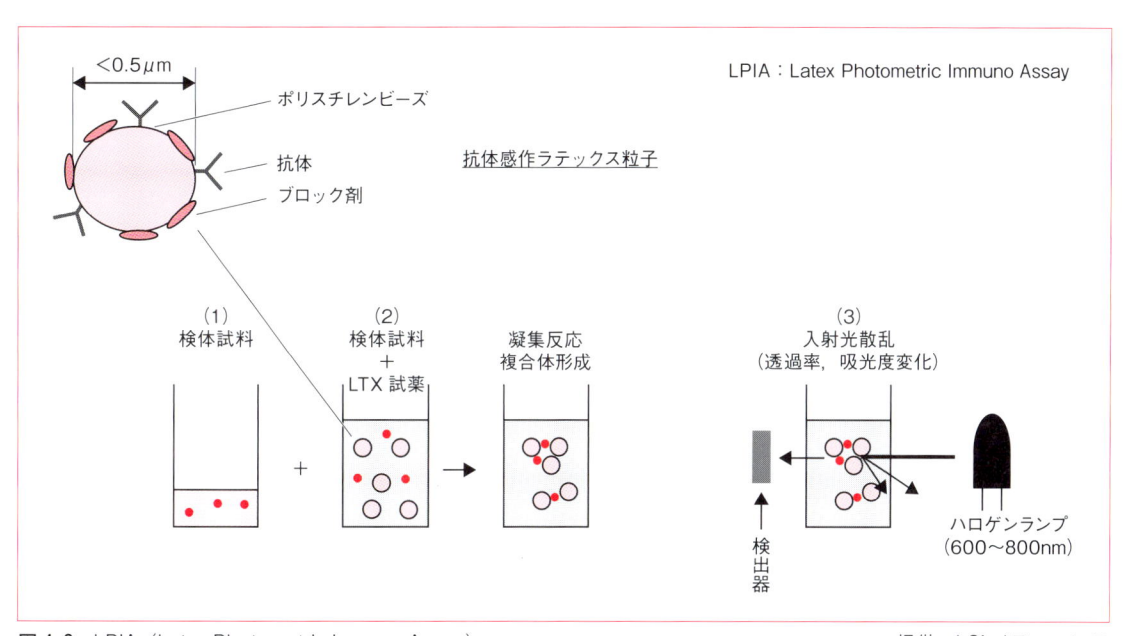

図 4-6　LPIA（Latex Photometric ImmunoAssay）　　　　　　　　　　　　　　提供：LSI メディエンス

免疫比濁法（図 4-7）

　抗体（もしくは抗原）を含んだ試薬に試料中の抗原（もしくは抗体）を反応させると，抗原抗体反応により凝集します．この凝集による吸光度変化は抗原（抗体）濃度に依存するので，あらかじめ既知濃度の検量液を用いた検量線から濃度を求めます．この方法もホモジニアス法になります．

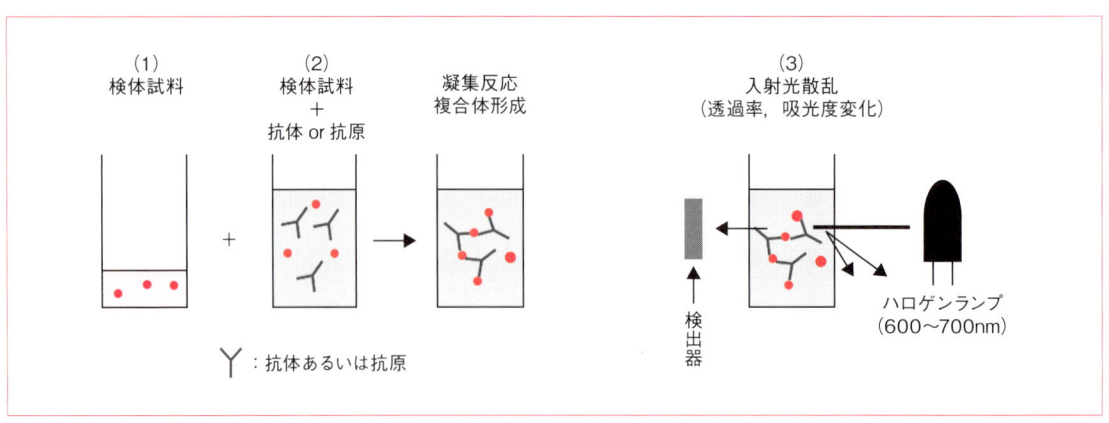

図 4-7　免疫比濁法　　　　　　　　　　　　　　　　　　　　　　　　　　　　　　　提供：LSI メディエンス

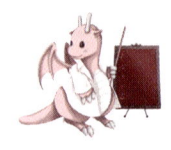

わかばさんへアドバイス

　免疫化学検査では測定機器と試薬がセットになっており，生化学検査のようにA社の分析装置にB社の試薬を搭載して測定することはできません．また，生化学項目のように標準化が進んでいないので，項目によっては相関関係は良好でも測定値がずれることがあります．

参考文献

1) 共用基準範囲とその利用の手引き：暫定文書：日本臨床検査標準化協議会基準範囲共用化委員会，2014．
2) 金井正光監修，奥村伸生，戸塚　実，矢冨　裕編集：臨床検査法提要（改訂第33版）．金原出版，2010．
3) 日本臨床化学会編集委員会：臨床化学勧告法総集編2012年版．日本臨床化学会，2012．※本章の「測定法」のJSCC勧告法については，日本臨床化学会 勧告法 総集編を参考とした．
4) 極端値・パニック値対応マニュアル Ver.1.4（2005.9.1）．日本臨床検査自動化学会会誌，30：2005．
5) 緊急検査実践マニュアル：検体検査編　Ver.1.4（2007.9.1）．日本臨床検査自動化学会会誌，32：2007．
6) 髙木　康編集：最新　酵素・アイソザイム検査―測定法とその臨床的意義―．臨床病理レビュー，特集第118号，臨床病理刊行会，2001．
7) 臼井敏明：新臨床検査技師講座臨床化学（第2版）．医学書院，1987．

第5章 遺伝子検査

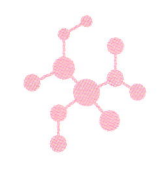

1. 遺伝子検査とは

遺伝子を調べる検査を遺伝子検査といいます．目的によって3種類に分かれます．

1）病原体遺伝子検査（病原体核酸検査）

病原体の遺伝子を調べます．平成27年現在，保険診療が認められている検査は**表5-1**のとおりです．

2）ヒト体細胞遺伝子検査

遺伝子変異によって薬の効果が修飾されるものがあります．このため，あらかじめ遺伝子変異を調べ，薬が投与可能か判断するもの（コンパニオン診断*）です．現在保険診療が認められている検査は**表5-2**のとおりです（コラム参照）．
　*コンパニオン診断：ある薬がその患者に有効かどうか投与前に診断すること．

3）ヒト遺伝子学的検査（生殖細胞系列遺伝子検査）

遺伝病の検査，親子鑑定など，遺伝を調べるものです．30以上の遺伝病が保険収載されています．

結核菌および薬剤耐性遺伝子	インフルエンザ
非定型抗酸菌症	C型肝炎ウイルス
マイコプラズマ	B型肝炎ウイルス核酸変異
レジオネラ	SARSコロナウイルス
クラミジアトラコマティス	HIV-1
ヒトパピローマウイルス	白血球内細菌核酸検査
淋菌	ブドウ球菌メチシリン耐性遺伝子

表5-1 保険診療が認められている病原体核酸検査

EGFR	非小細胞肺癌, 大腸癌
HER2*	乳癌, 胃癌
ALK*	非小細胞肺癌
k-ras	大腸癌, 肺癌, 膵癌
EWS-Fli1	悪性骨軟部腫瘍
TLS-CHOP	悪性骨軟部腫瘍
SYT-SSX	悪性骨軟部腫瘍
c-kit	消化管間葉系腫瘍
マイクロサテライト不安定	家族性非ポリポージス大腸癌
センチネルリンパ節	悪性黒色腫
抗悪性腫瘍剤感受性検査	
薬剤応答性検査（UGT1A1）	

表 5-2 保険診療が認められている悪性腫瘍関連遺伝子検査と対象疾患
*FISH による検査.

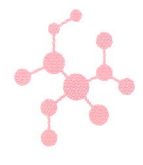

2. 遺伝子とは

　多くの生物では，デオキシリボ核酸（deoxyribo nucleic acid：DNA）が遺伝子として働いています．DNA はデオキシリボース，リン酸，塩基に分かれます．

　塩基にはアデニン（adenine, A），グアニン（guanine, G），シトシン（cytosine, C），チミン（thymine, T）があります（リボ核酸（RNA）ではチミンの代わりにウラシル（urasil）となります）．A は T と，G は C と結合することができます（**図 5-1**）．この 4 つの塩基，A, G, C, T の並び方が遺伝子情報といわれるものです．塩基は 3 つ一組となっており，その並びによりできる蛋白が決まっています（**図 5-2**）．

　デオキシリボース，リン酸，塩基を一つの単位としてヌクレオチドとよびます（**図 5-3**）．ヌクレオチドがたくさんつながったものをポリヌクレオチドといいます．ポリヌクレオチドは，1 本の糸の上に塩基が並んでいる形になっていて，もう一つのポリヌクレオチドと対になってらせんを形成しています（二重らせん構造）（**図 5-4**）．DNA の二重らせん構造はファスナー（チャック）をねじってみると分かりやすいでしょう．布がデオキシリボース，歯の根元で布とつながっている部分がリン酸，かみ合う歯が塩基です．ただ，ファスナーは左右の歯が一直線に並ぶのに対して，DNA は 2 つの塩基が磁石のようにくっついています（**図 5-5**）．

　DNA はとても長いため，核の中ではヒストンに巻かれて存在し，必要な時にだけ必要な部分がヒストンからほぐされ，塩基配列がリボ核酸（ribo nucleic acid：RNA）に読み取られて必要な蛋白が作られます．

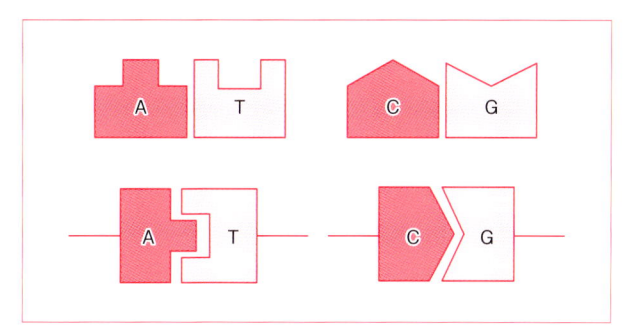

図5-1 4つの塩基とその組み合わせ

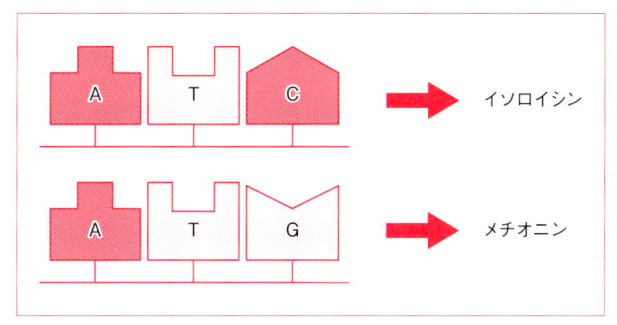

図5-2 塩基の並びでできる蛋白は決まっている

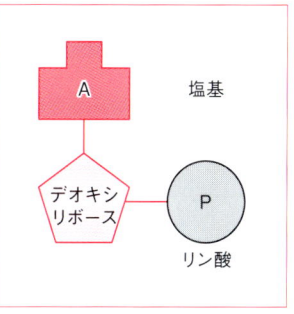

図5-3 ヌクレオチドの基本単位 デオキシリボース，リン酸，塩基

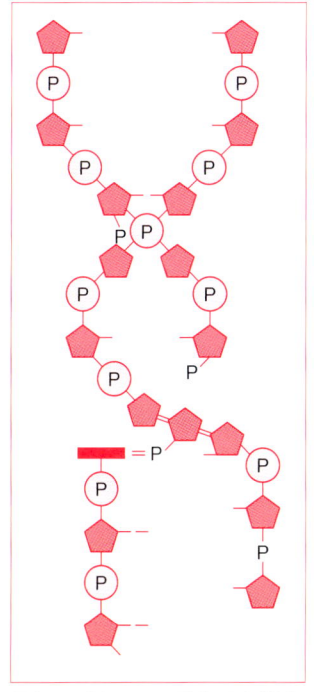

図5-4 DNAの二重らせん構造

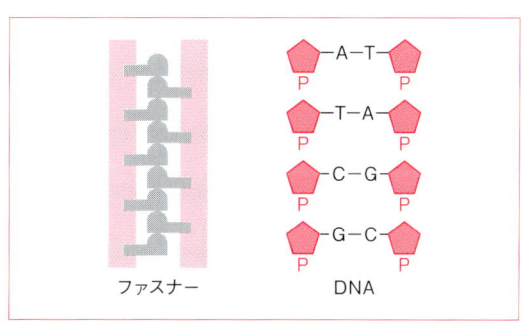

図5-5 ファスナーとDNAの対比

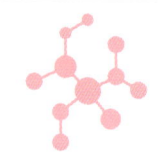

3. 遺伝子を調べる方法

ほとんどの遺伝子検査で原理は同じです．以下の順番で検査が行われます．

1）遺伝子を増やす

　核内には，細胞分裂に備え二重らせんのDNAの片方の塩基の配列を読み取ってもう1本の対となるDNAを作るDNAポリメラーゼという酵素があります．DNAポリメラーゼは，1本になったDNAに付着した短いRNAを目印に，その下流からDNA複製を開始します．ポリメラーゼ連鎖反応（polymerase chain reaction：PCR）法はこの仕組みを利用します．PCRでは，増やす遺伝子が含まれたDNA（テンプレートという），新しく作るDNAの原料（deoxynucleoside 5'-triphosphate：dNTP），DNAを作る酵素であるDNAポリメラーゼ，短いRNAの代わりとなる，増やしたい遺伝子に対応する短いDNA（プライマー）を使用します．

　二重らせん構造のDNAは，高温になると変性し1本ずつに分かれます．冷やすとまた2本が再結合するのですが，長いDNAはゆっくり冷やさないと再結合しづらいのに対し，DNAの短い断片を作って入れると急速に冷えてもすぐ結合できます．ここで，DNAポリメラーゼがDNAの短い断片を発見すると，DNA複製の合図と思い込み，その下流にヌクレオチドをどんどん継ぎ足していきます．短い断片がある程度長くなった時点で再び高温にすると，DNAポリメラーゼが作ったDNAも変性し1本になるので，このDNAも新しくDNAを作り出すことができます．

　単純に考えて，1回の加熱で2本，追加の加熱で2倍・・・というように，指数関数的に増やすことができます（図5-6）．

　ノロウイルスのようなRNAウイルス（DNAをもたずRNAに遺伝子情報を載せているウイルス）を検出する場合には，RNAからDNAを作成（逆転写という）したうえでPCRを行います（図5-7）．

2）見えるようにする

　目的のDNAが増えたら，次に見えるようにします．

（1）電気泳動法

　二重らせん構造のらせんの部分に光る物質を入れて，DNAを直接見ることができます．寒天の一種であるアガロースにDNAを埋め，アガロースに電気を流すと，マイナスに荷電しているDNAはプラスの方向に流れていきます．このとき，短いDNAは寒天の中を素早く移動し，長いDNAはゆっくり移動します．

　電気を流す液体に臭化エチジウムを混ぜておくと，泳動中のDNAに臭化エチジウムが取り込まれます．電気泳動が終わり，泳動に使ったゲルに紫外線を当てると，DNAに取り込まれた臭化エチジウムが光ってみえます（図5-8）．光の強さはDNAの量に比例します．

第5章 遺伝子検査

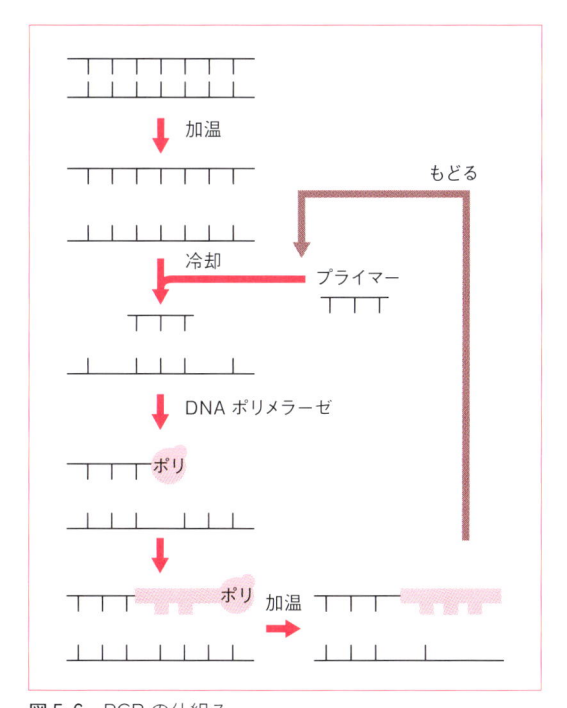

図 5-6 PCR の仕組み
　　　ポリ：DNA ポリメラーゼ

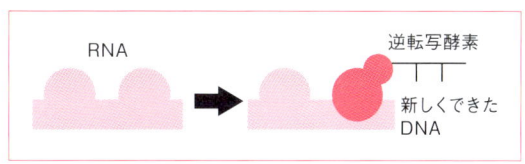

図 5-7 RNA の検出
　　　RNA から DNA を作ってから RNA の検出を行う

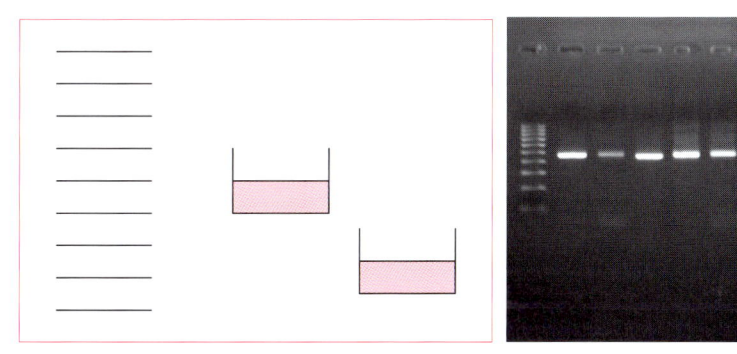

図 5-8 電気泳動
　　　DNA が光ってみえる

　この方法は簡便かつ確実であり，臨床・研究室を問わず遺伝子の有無の判定に広く用いられています．電気泳動法はその簡便さと応用の広さから，DNA に限らず RNA や蛋白の解析にも用いられます．

(2) リアルタイム PCR 法

　上記の方法は，PCR が終わったあとに光らせるものですが，PCR をするときにあらかじめ二重らせん構造にはまり込む色素を溶かしておけば，二重になった DNA の量を色素の量として検出することができます．これがリアルタイム PCR 法です．リアルタイム PCR 法は細いガラス管の中で行われ，ガラス管に随時紫外線を当てて色素の量を測定します．色素の量は時間を横軸とするグラフで示されます（図 5-9）．利点は短時間で結果が得られることです．目的とする DNA が多けれ

95

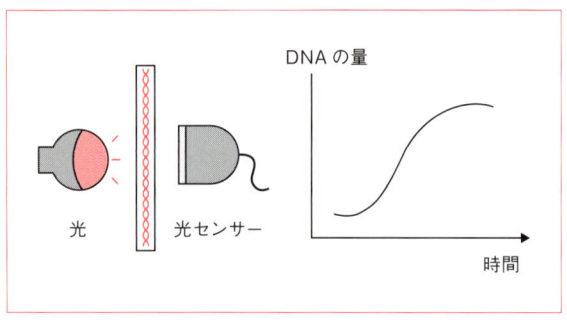

図5-9 リアルタイムPCR法の仕組み

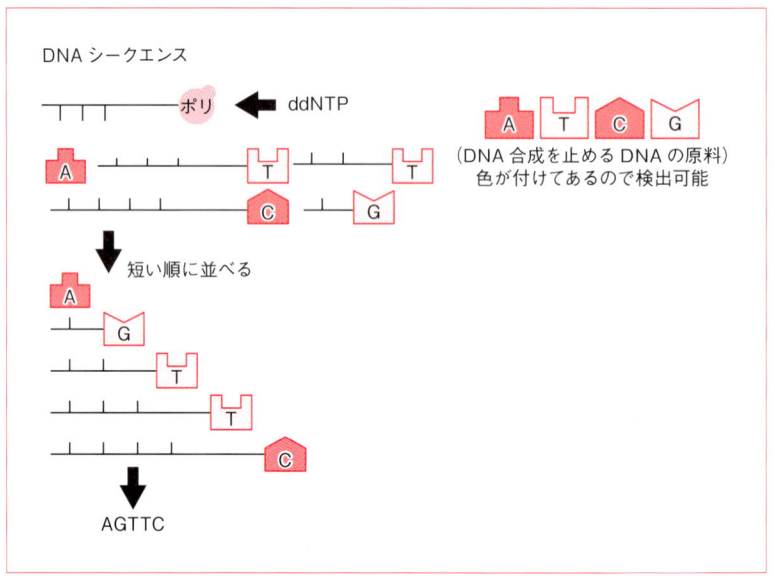

図5-10 DNAシークエンス法の仕組み

ばグラフの立ち上がりも急であり，電気泳動法とは比較にならないほどの短時間で陽性の判定が可能です．

(3) DNA シークエンス法

塩基配列（A, G, C, T の並び方）を調べる方法です．DNA ポリメラーゼは塩基の元である dNTP を取り込んでどんどん DNA を作っていきます．このとき，DNA 作成を止める作用のある dNTP（ddNTP）を混ぜると，いろいろな長さの DNA ができます．ここで，A,G,C,T に相当する ddNTP に別々の色を付け，PCR でできた DNA を小さい順に並べると，色を調べるだけで塩基配列が分かります（図 5-10）．

大腸癌の *k-ras* 遺伝子配列異常の検出，肺癌の *EGFR* 遺伝子配列異常の検出では，この方法が用いられています．

(4) FISH（fluorescence *in situ* hybridization）法

これは上の3者とは異なり，遺伝子を増やさずに遺伝子の場所を特定するもので

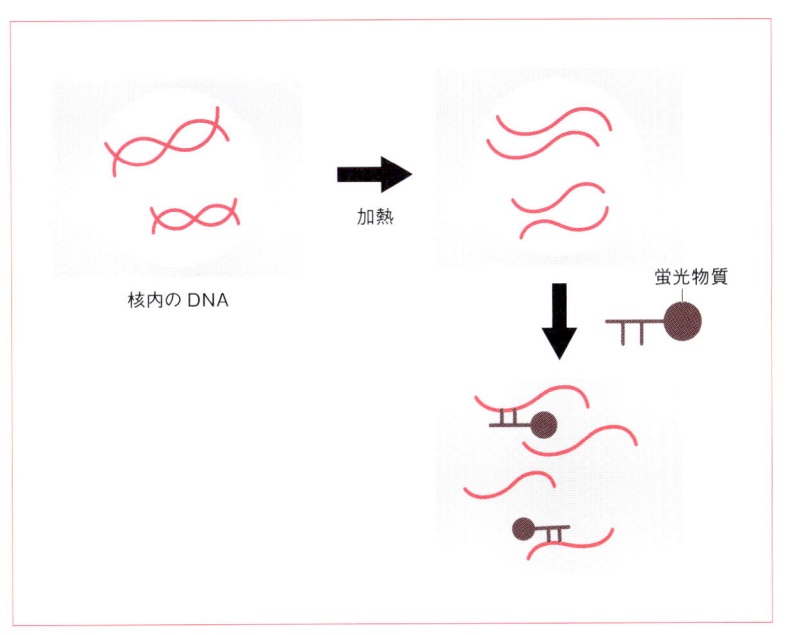

図 5-11　FISH 法の仕組み

す．まず，色素を付けた DNA（プローブ）を用意します．染色体を含む組織片をスライドガラスに展開し，プローブと一緒に加熱したあとに冷却すると，PCR の項で説明したように組織片の DNA にプローブが付着します．蛍光顕微鏡下で蛍光を当てることによって，プローブがどこに付いているか，つまり目的とする塩基配列が組織のどの部分に存在するかをみることができます（図 5-11）．

　白血病の染色体転座の確認や，胃癌，乳癌での *HER2* 遺伝子のコピー数を確認する場合などに用いられます．

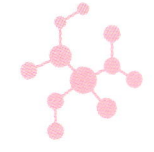

4. 検査上の注意点

　日本臨床検査標準協議会では，「遺伝子関連検査，検体品質管理マニュアル」を発行しています．これは，臨床で行われる遺伝子検査について網羅的に解説しているマニュアルです．遺伝子検査を行う前に一読することをお勧めします．

1）検査前の注意点

　一般的な注意点の他に，遺伝学な情報の検査（遺伝学検査）ではとくに手順が定められています（表 5-3）．これは将来に受け継がれる個人情報を検査することの重大性に基づくものです．得られた検体に新たに ID を発行することで連結可能匿名を行います．

　匿名化とは，個人情報が不用意に外部に漏洩しないように，その個人情報から個人を識別する情報の全部または一部を取り除き，代わりにその人と関わりのない符号または番号を付すことをいいます．しかし，これでは必要なときにも情報を照会

被検者の基本属性：氏名，年齢，性別，患者ID	
検査目的，臨床所見，検査歴，治療歴	
家族歴および家系図	
被検者が遺伝カウンセリングを受けていることと，検査に対するインフォームドコンセントが得られていることの確認	

表5-3 遺伝学検査を行う場合に依頼書に記載すべき項目
染色体遺伝子検査標準化のガイドライン2010より

M1 (S)		膿を含まない純粋な粘性痰
M2		粘性痰ではあるが多少膿性のあるもの
P1		膿性痰で膿性部分が1/3以下
P2		膿性痰で膿性部分が1/3から2/3
P3		膿性痰で膿性部分が2/3以上

表5-4 Miller and Jones分類

できなくなるため，必要な場合に個人を識別できるように，その人と新たに付された符号または番号の対応表を残す方法による匿名化のことを連結可能匿名化といいます．

2）検査時の注意点
（1）病原体遺伝子検査

結果に大きな影響を及ぼすのは，検体の品質と保存方法です．

病原体遺伝子検査では迅速な結果報告が必要なため，核酸の精製は行われません．そのため，採取の段階でできるだけ病原体が多く含まれるような検体を得ることが大切です．もっとも広く行われている結核検査では，喀痰はMiller and Jones分類（表5-4）に従い，下気道病変からの膿性痰が含まれることを確認します．

採取直後に検査を行うのが望ましいのですが，それが不可能な場合，検体を保管することになります．検査対象がRNAの場合，常温では急激に分解されるため，すぐに−70℃の低温で保管する必要があります．DNAの場合は凍結・解凍を繰り返すことによりDNAが破損しますので，24時間以内に検査が可能であれば4℃の定常温度下で保管し，それ以外では分注して−20℃で保管します．

その後はそれぞれの試薬のプロトコールに従います．PCRは高感度な検査のため，他の患者や術者の遺伝子の混入を避けるシステム作りが必要です．

（2）ヒト体細胞遺伝子検査

体細胞遺伝子検査では，目的とする病変細胞の周辺に多数の正常細胞が存在します．病変細胞が少なければ正常細胞の遺伝子に隠れて偽陰性になる可能性が高くなりますので，病変細胞の割合を引き上げる必要があります．このことから，形態学的に病変細胞を確認できるホルマリン固定パラフィン包埋組織ブロックが用いられることが多くなりました．

（3）ヒト遺伝子学的検査

結果の速さよりも正確さが求められる検査です．そのため，検体の採取は，責任のもてる医師もしくは臨床検査技師が対面で行うこと，純度の高いDNAが得られる方法を選択することが求められます．

column

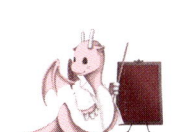

K-RAS と EGFR

分子標的薬の発達によって，ヒト体細胞遺伝子検査がルーチン化する傾向が強まってきました．ここでは頻回に検査される2つの項目について解説します．

① K-RAS（主に大腸癌）

K-RAS は癌遺伝子の一つで，EGFR（epidermal growth factor）からの細胞増殖のシグナルを核に伝達して細胞増殖を促す働きがあります．大腸癌の80％でEGFRの高発現が認められており，EGFRの働きを阻害すれば大腸癌の進行を抑えることが期待できます．この目的で薬（分子標的薬）が実用化されました．

しかし，大腸癌患者の34.6％は K-RAS に，3.7％は N-RAS に遺伝子変異があり，EGFRからのシグナルとは無関係に大腸癌の増殖を促していることが分かっています．当然，EGFRの分子標的薬は効きません．このため，分子標的薬を使う前に k-ras, n-ras の変異を調べ，変異のない患者だけに分子標的薬を投与します．

② EGFR（主に肺癌）

EGFR は細胞膜を貫通する受容体蛋白で，細胞外のリガンド（信号を伝える増殖因子）によって活性化され，細胞内に増殖の信号を送る働きをしています．肺癌のなかの腺癌患者の一部ではEGFRに遺伝子変異があり，これによりEGFRはリガンドの結合なしで活性化されて癌細胞の増殖を促します．分子標的薬はこのEGFRの働きを抑えるもので，EGFRの遺伝子変異がある症例だけに使用します．

3）検査後の注意点

検査結果については，特にヒト遺伝子学的検査で注意を要します．ヒト遺伝子学的検査の結果は，担当医師と診療に携わる最小限の人だけが知ることができ，その他の人の目には触れないように管理することが必要です．

第6章 事例集

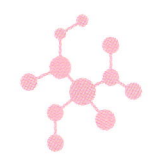

1.「不思議な」データ

実際の現場で遭遇しうる「不思議なデータ」について例を挙げて紹介します．分析上は問題なく検査ができているのに，検査データに疑問が残る場合があります．この原因として，測定原理や検体に起因することが考えられます．

症例1　マクロCKによる不思議なデータ

77歳，男性．咳，発熱のため近医呼吸器科を受診した際に，高CK活性を指摘され当院循環器科紹介となりました．受診時の検査データを**表6-1**に記します．

このデータでCKおよびCK-MB活性（免疫阻害法）は高値を示していますが，

項目	基準範囲	測定値
TP	6.5～8.0 g/dL	7.6
ALB	3.9～5.3 g/dL	4.2
LD	119～229 U/L	226
AST	13～33 U/L	35
ALT	8～42 U/L	40
ALP	115～359 U/L	254
LAP	43.0～72.0 U/L	67.8
γ-GT	10～47 U/L	22.4
ChE	185～431 U/L	252
T-BIL	0.3～1.2 mg/dL	0.54
D-BIL	0.3 mg/dL 以下	0.09
CK	62～287 IU/L	2393
CK-MB	12 IU/L 以下	804
Na	138～146 mEq/L	138
K	3.6～4.9 mEq/L	3.6
Cl	99～109 mEq/L	102
Ca	8.7～10.3 mg/dL	9.0
BUN	8～22 mg/dL	18.9
CREA	0.6～1.1 mg/dL	0.92
UA	3.6～7.0 mg/dL	5.2
AMY	33～120 U/L	62
CRP	0.5 mg/dL 以下	0.82

項目	基準範囲	測定値
WBC	3.5～8.5×10³/μL	4.9
RBC	430～570×10⁴/μL	389
Hb値	13.5～17.0 g/dL	11.3
Ht値	40.0～50.0%	33.2
MCV	83～100 fL	85.3
MCH	28.0～34.0 pg	28.9
MCHC	32.0～36.0%	33.9
血小板数	15.0～35.0×10⁴/μL	20.3

項目	基準範囲	測定値
AFP	7 ng/mL 以下	1.8
CEA	5 ng/mL 以下	4.5
CA19-9	37 U/mL 以下	16.8
TSH	0.37～3.50 μIU/mL	1.912
Free-T₃	2.1～3.6 pg/mL	1.71
Free-T₄	0.92～1.50 ng/dL	0.94
BNP	18.4 pg/mL 以下	20.7
トロポニン		陰性
ラピチェック®		陰性
便潜血		陰性
抗核抗体	×40 未満	×40 未満

表6-1　症例1の受診時検査データ

心筋障害の指標であるトロポニンとラピチェック®が陰性であり，LD と AST の上昇も認められていません．また，心電図，心エコー，マルチスキャン CT でも心機能に異常はありませんでした．

ここで，総 CK 活性値に対する CK-MB 値の相対比に注目してみると，約 34% を占めており，通常心筋に含まれる CK-MB の割合を超えています．免疫阻害法を用いた CK-MB 活性値でこのような現象が生じた際には，高 CK-BB 活性やマクロ CK の存在を疑います．そこで確認として，EIA 法や CLIA 法で CK-MB 蛋白量の測定をしたり，電気泳動法を行いマクロ CK の存在を調べます．

今回の症例で，免疫阻害法による CK-MB 活性値と CLIA 法による CK-MB 蛋白量測定と，電気泳動法による CK アイソザイム検査を行った結果を図 6-1 に示します．活性値（免疫阻害法）と蛋白量（CLIA 法）でデータが乖離していました．このように結果が乖離した原因を酵素学的に考えると，活性値として測定する場合は基質取り込みの増加や代謝などが関与するため高値を示すのに対し，CLIA 法では酵素量を蛋白量として分析するためであると考えられます．また，電気泳動法による CK アイソザイム検査を行った結果（図 6-1）では，CK-MM の陽極側にマクロ CK type1（アノマリー）が認められます．したがって，CK（酵素）と免疫グロブリンが結合したことが原因となり，CK および CK-MB が高値を示したと考えられます．

検査室で CK-BB とマクロ CK が比較的簡単に鑑別できる方法があります．マク

検査項目	CK アイソザイム			
分画 No.	分画名	結果	単位	基準範囲
①	BB	0	%	2 以下
②	MB	1	%	6 以下
③	BAND 1	97	%	
④	MM	2	%	93-99

<CK アイソザイムの臨床的意義>
BB 上昇：脳障害，新生児など
MB 上昇：心筋梗塞，筋ジストロフィーなど

マクロ CK：免疫グロブリンなどと結合した CK
m-CK：ミトコンドリア由来の CK

コメント
・MM の陽極側に BAND が認められマクロ CK が疑われます．

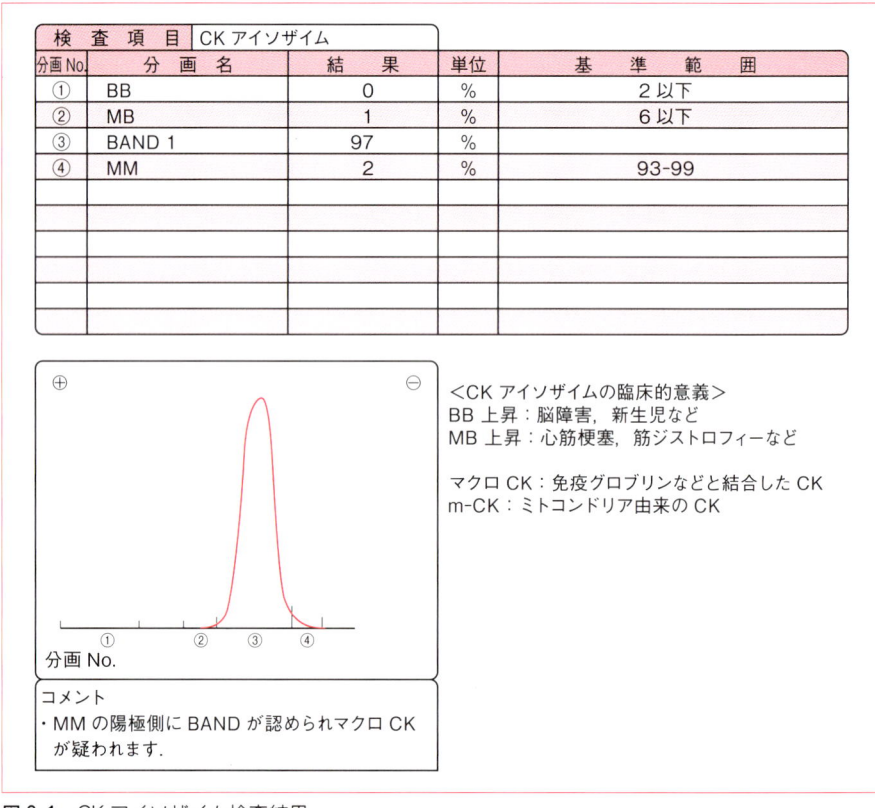

図 6-1　CK アイソザイム検査結果

CK 活性（総活性値：JSCC 対応法）	2,393 IU/L（62〜287 IU/L）
CK-MB 活性（免疫阻害法 JSCC 対応法）	804 IU/L（12 IU/L 以下）
CK-MB 蛋白量（CLIA 法）	2.7 ng/mL（3.8 ng/mL 以下）

表 6-2　CK-MB の検査結果

高値	高度上昇 （>1,000 U/L）	①骨格筋傷害（MM）；横紋筋融解症, 悪性高熱症, 筋ジストロフィ症（Duchenne 型） ②心筋傷害（MM, 6〜20%の MB）；急性心筋梗塞, 心筋炎, 心臓手術後
	中等度上昇 （500〜1000 U/L）	①心筋傷害（MM, 6〜20%の MB）；急性心筋梗塞, 心筋炎 ②骨格筋傷害（MM）；多発筋炎, 甲状腺機能低下症, 外傷・熱傷
	軽度上昇 （<50 U/L）	①骨格筋傷害（MM）；ジストロフィ症（眼筋型など）, 筋緊張性ジストロフィ症 ②平滑筋傷害（BB）；腸管壊死 ③脳障害（BB）；新生児死亡, 脳血管障害 ④悪性腫瘍（m-CK, BB）
低値		①甲状腺機能亢進症 ②内因性グルタチオン低下時；肝硬変, 多臓器不全, イソニアジド（INH）投与

表 6-3　CK 活性が異常を示す場合

ロ CK の耐熱性を利用したもので，45℃で 20 分間加温してもマクロ CK は活性値が 50%以下になりにくいので CK-BB と鑑別できるというものです．

　CK は二量体であり，M サブユニットと B サブユニットの組み合わせにより，MM, MB, BB の 3 種類のアイソザイムがあります．CK-MM は骨格筋に，CK-MB は心筋や胎児期の骨格筋に，CK-BB は脳，平滑筋に多く含まれています．これらは細胞の可溶性分画に存在するため，細胞の損傷により血中に逸脱し，血中酵素活性は損傷を受けた組織量を反映します．心筋では CK-MB が総 CK 活性の 20%を占め，急性心筋梗塞の指標となります．このほかにマクロ CK があり，type1（アノマリー）とよばれる免疫グロブリンと結合した CK, type2（m-CK）とよばれるミトコンドリア由来の CK の 2 種類があります．m-CK は悪性腫瘍や重症心筋傷害で出現することがあります．総 CK 活性の 25%以上の CK-MB 活性を認めたときは，マクロ CK を疑ってみましょう．**表 6-3** に CK 活性が異常を示す場合を示しました．

症例 2　酵素阻害による不思議なデータ

　71 歳，女性．イレウスの手術のため 1 月 15 日に入院し，容態が急変し治療を開始した患者さんの検査データ履歴を示します（**表 6-4**）．1 月 16 日の 6：00 と 9：00 の 2 回，検体が提出されましたが，9：00 に提出されたクレアチニン（CREA）のデータが過去の履歴および BUN のデータとの関係から考えると低値に出ている可能性があるため，CREA の希釈測定を行ったところ，原血清で 1.45 mg/dL でしたが，6 倍希釈では 3.77 mg/dL となりました．このように CREA 値が希釈前後で大きく異なった原因としては，プロゾーン現象か妨害物質の存在が考えられます．現在市

項目	基準範囲	1月13日 (外来)	1月15日 (入院時)	1月16日 (6:00)	1月16日 (9:00)
TP	6.5〜8.0 g/dL	6.3	7.0	5.2	4.2
Na	138〜146 mEq/L	135	135	127	123
K	3.6〜4.9 mEq/L	5.0	3.9	6.1	6.5
Cl	99〜109 mEq/L	103	97	93	90
Ca	8.7〜10.3 mg/dL	8.3	7.0	6.6	6.3
AST	13〜33 U/L	14	34	225	224
ALT	8〜42 U/L	7	14	77	99
γ-GT	10〜47 U/L	20	16	15	13
CK	62〜287 IU/L			5267	4289
T-BIL	0.3〜1.2 mg/dL	0.24	0.17	0.16	0.15
BUN	8〜22 mg/dL	48.7	70.3	96.3	99.2
CREA	0.6〜1.1 mg/dL	3.46	3.54	3.66	1.45
UA	3.6〜7.0 mg/dL			9.7	8.5
CRP	0.5 mg/dL 以下	0.1	14.1	38.7	33.3
BNP	18.4 pg/mL 以下			875.3	
WBC	3.5〜8.5×10³/μL	5.9	5.5	7.0	10.2
RBC	430〜570×10⁴/μL	274	298	326	251
Hb 値	13.5〜17.0 g/dL	8.6	9.4	10.2	7.8
Ht 値	40.0〜50.0%	24.5	27.3	28.7	23.2

表 6-4 症例2の検査データ履歴
〈測定原理〉TP:Biuret 法, 酵素系:JSCC 対応法, Ca:CPZ III, 電解質:イオン選択電極, BUN:ウレアーゼ・GLDH 法（アンモニア消去）, UA:ウリカーゼ・POD 法, CRP:ラテックス凝集法, CRE:クレアチニナーゼ・ザルコシンオキシダーゼ・POD 法.

販されている酵素法の試薬は，尿検体にも対応できるように高濃度まで直線性を有していることから，プロゾーン現象による可能性は低いと考えられます．

そこで他の測定項目に注目してみると，データのバランス（項目間チェック）から，尿酸も低値傾向を示している可能性が考え

原血清	1.45 mg/dL
2 倍希釈	2.46 mg/dL
4 倍希釈	3.24 mg/dL
6 倍希釈	3.77 mg/dL
8 倍希釈	3.92 mg/dL
10 倍希釈	3.98 mg/dL

表 6-5 クレアチニンの希釈測定結果

られます．しかし，BUN についてはそのような傾向が認められないことから，POD 共役系に対する阻害が示唆されます．そこで，希釈系列を増やし傾向をみた

ところ，希釈倍数に依存した測定結果となりました（**表6-5**）．また，簡易的な実験でV_{max}とK_mの変化をみたところ，V_{max}の変化は認められませんでしたが，K_mについては4倍希釈に比較して原液で30％程度上昇していました．この結果から，拮抗阻害の可能性が示唆されます．クレアチニンの酵素法では，アドレナリンやドーパミンなどのカテコールアミンやドブタミンなどの薬剤による阻害の報告がされていますが，今回の現象もこれらの薬剤の影響によるものと考えられます．

臨床化学では，酵素活性の測定や酵素阻害を考えるうえで，酵素と基質の関係は重要となります．下記に，Michaelis–Menten の説と阻害形式を載せましたので参考にしてください．最低でも，酵素反応における0次反応と1次反応については理解をしておくことが必要です．

[Michaelis-Menten の説について]

基質 S が生成物 P に酵素的に変化するには，まず酵素 E と基質 S が結合して，酵素–基質複合体（ES）を生じます．次にこれが生成物 P と遊離酵素 E に解離し，E はふたたび反応を繰り返します．

$$E+S \underset{k_{-1}}{\overset{k_{+1}}{\rightleftarrows}} ES \xrightarrow{k_{+2}} P+E \tag{1}$$

K_{+1}，K_{-1}，K_{+2} はそれぞれの反応速度定数を表し，[　] は濃度，E_t は酵素全量を表します．

ES が生成される速度は $\dfrac{d[ES]}{dt} = K_{+1}([E_t]-[ES])[S]$ (2)

ES が分解する速度は $\dfrac{-d[ES]}{dt} = K_{-1}[ES] + K_{+2}[ES]$ (3)

定常状態（steady state），すなわち ES の濃度が一定に保たれている状態では，ES の生成と分解が同じであるので，質量作用の法則により，

$$K_{+1}([E_t]-[ES])[S] = K_{-1}[ES] + K_{+2}[ES] \tag{4}$$

すなわち

$$\frac{[S]([Et]-[ES])}{[ES]} = \frac{K_{-1}+K_{+2}}{K_{+1}} = K_m \tag{5}$$

$$[ES] = \frac{[Et][S]}{K_m+[S]} \tag{6}$$

この K_m を Michaelis 定数とよび，その単位は mol/L です．

K_{+2} が K_{+1}，K_{-1} に比べて非常に小さいときは生成物の生成速度，すなわち全体の反応速度 V は $[ES]$ に比例します．

$$V = K_{+2}[ES] \tag{7}$$

(6)，(7) より　$V = \dfrac{K_{+2}[E_t][S]}{K_m+[S]}$ (8)

最大速度を V_max とすると $\quad V_\mathrm{max} = K_{+2}[Et]$ \hfill (9)

(8),(9) より $\quad V = \dfrac{V_\mathrm{max}[S]}{K_\mathrm{m}+[S]}$ \hfill (10)

または $\quad K_\mathrm{m} = [S] \cdot \left(\dfrac{V_\mathrm{max}}{V} - 1\right)$ \hfill (11)

この式を Michaelis–Menten の式といいます．

K_m はある一定条件下では各酵素に固有のもので，その値は酵素および基質濃度に無関係であり，実際には反応速度が極大値を示す基質濃度の1/2量で表されます．Lineweaver と Burk は Michaelis–Menten の式を次のように変形すると直線になり，K_m や V_max を簡単に得ることができるようなプロット図を考案しました（図6-2）．

$$\dfrac{1}{V} = \dfrac{K_\mathrm{m}+[S]}{V_\mathrm{max}[S]} = \dfrac{K_\mathrm{m}}{V_\mathrm{max}[S]} + \dfrac{[S]}{V_\mathrm{max}[S]}$$

$$\dfrac{1}{V} = \dfrac{K_\mathrm{m}}{V_\mathrm{max}} \cdot \dfrac{1}{[S]} + \dfrac{1}{V_\mathrm{max}}$$

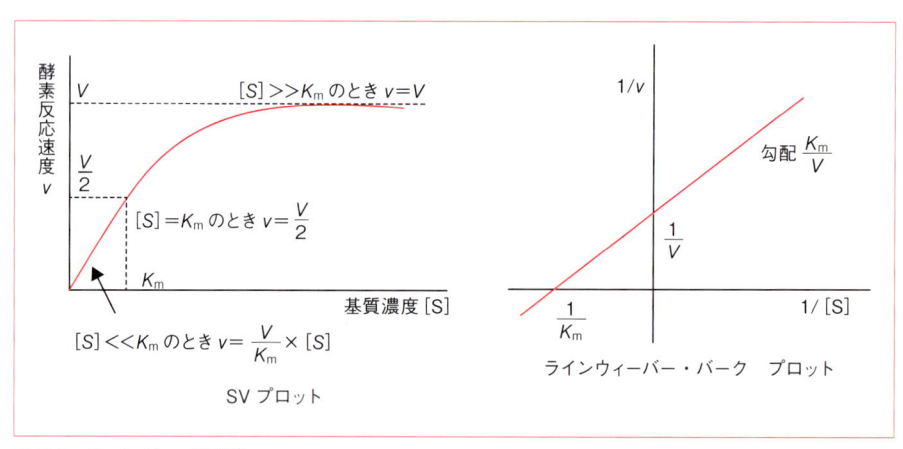

図 6-2　K_m と V_max の算出

[阻害（inhibition）の形式]

1. 拮抗性阻害（competitive inhibition）：阻害体（I）が酵素（E）の活性中心とのみ結合し，酵素-基質複合体（ES）とは結合しない場合

　　$E+(ES)+EI$

2. 非拮抗性阻害（noncompetitive inhibition）：阻害体（I）が酵素（E）と酵素-基質複合体（ES）の両方と結合する場合

　　$E+(ES)+EI+(ESI)$

3. 反拮抗性阻害（uncompetitive inhibition）：阻害体（I）が酵素（E）とは結合せずに，酵素-基質複合体（ES）とのみ結合する場合

　　$E+(ES)+(ESI)$

4. 混合性阻害（mixed type inhibition）：阻害体（I）の結合によって，酵素（E）

と基質（S）の結合が影響を受ける場合

$E+(ES)+EI+(ESI)$

症例 3　異常リポ蛋白による不思議なデータ

表 6-6 に，LDL-C 値において A～C 社の測定試薬で分析値が大きく乖離した 2 症例を示しました．このような現象が生じた場合，原因として異常リポ蛋白（Lp-X，Lp-Y）の存在が考えられます．超遠心法および各社の LDL-C 直接法における Lp-X，Lp-Y に対する反応性は異なっており，データの乖離が生じる可能性があるからです．検証方法として，ゲル濾過カラムを用いた HPLC による脂質溶出や，アガロースまたはポリアクリルアミドゲルによる電気泳動法があり，異常リポ蛋白が存在すると LDL 分画に各々のピークが分離されることで確認できます．Lp-X，Lp-Y の出現メカニズムはまだ明確ではありませんが，Lp-X は胆汁成分が血液中へ逆流することがおもな原因であるという説や，HDL が由来する説などがあります．また，Lp-Y は肝臓の蛋白合成低下や Lp-X と同様に胆汁成分の血液中への逆流が生じた結果，リポ蛋白代謝系の障害が発生し，これらの成分が生成されると考えられています．

Lp-X は TCHO が異常高値でリン脂質（PL），遊離コレステロール（FC）が増加し，Lp-Y は中性脂肪（TG），FC，PL が増加する傾向があります．これらはともに LDL-C と似た比重（1.006＜d＜1.063）をもっています．そのため超遠心法では LDL 分画に分離されます．一方，LDL-C 直接法は各社の測定原理の違いにより反応性が異なるため，測定値に乖離が生じたものと考えられます．臨床的には脂質異常症や動脈硬化性疾患の病態の把握に LDL-C 値が用いられていることから，これら異常リポ蛋白は LDL-C として測定されないことが望ましいと考えられます．したがって，使用している試薬の異常リポ蛋白に対する反応性を十分に把握するとと

		症例 A	症例 B	cut-off 値
脂質成分 （mg/dL）	TCHO	1128	458	128～220
	FC	1045	404	30～60
	TG	334	345	30～149
	PL	2024	831	＜280
	HDL-C	10	3	＜40
LDL-C 直接法 （mg/dL）	A 社	142	79	＜140
	B 社	1057	410	
	C 社	681	282	
超遠心法 （mg/dL）	LDL-C	1045	344	＜140

表 6-6　症例 3 の検査データ

もに，Friedewald の計算式も加味して考察することが重要です．

Friedewald の計算式（F 式）
　　LDL-C＝TCHO－HDL-C－(TG/5)　（注：TG 400 mg/dL 以下で適応）

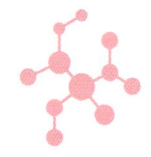

2. 臨床化学 Q & A

現場でルーチン業務を行っていると，多種多様な疑問が生じると思います．そこで，臨床化学を担当している方々から実際にあった質問の一部を Q&A として紹介しますので参考にしてください．

Q：自動分析装置のパラメータで UIBC の標準液の濃度表示値を －200 μg/dL に設定していますが，標準液の表示値をマイナスに設定する理由を教えてください．

A：UIBC（不飽和鉄結合能）とは，遊離トランスフェリンの鉄結合能をいいます．測定原理としては，既知過剰量の鉄を加えて遊離のトランスフェリンを鉄で飽和させ，余剰鉄量を測定し既知過剰鉄量から差し引いて求めます．検量方法は水をブランクとして鉄の標準液（200 μg/dL）を標準物質として使用する方法と，値付けされた血清タイプの試料を標準物質として用いる方法があります．標準液の表示値を －200 μg/dL に設定する場合は前述の方法となります．

UIBC の測定では，試薬として既知過剰濃度の鉄（約 1,000 μg/dL）が加えられます．トランスフェリンと結合されずに残った鉄を測定することになりますが，当然，水溶性標準物質にはトランスフェリンが含まれておらず，かつ 200 μg/dL の鉄を含んでいますので，濃度を －200 μg/dL としなければなりません．したがって，検量線は $y=-ax+b$ の形となります．ここで，分析装置によってはパラメータで装置定数などのファクターを －1 にすることで，標準物質濃度を表示値どおりに 200 μg/dL と設定することも可能ですが，考え方は同じです．

Q：尿中の $β_2$ミクログロブリン（$β_2$MG）の測定値が 0.01 と低値となりましたが，考えられるデータでしょうか？

A：$β_2$MG は低分子量蛋白で，腎糸球体基底膜を容易に通過しますが，そのほとんどが近位尿細管より再吸収を受けます．したがって，尿中の$β_2$MG が低値である臨床的意義は低いのですが，$β_2$MG は酸性下において非常に不安定な物質ですので確認が必要です．pH 5.5 以下では酸性プロテアーゼの影響で分解されやすく，不安定になるからです．したがって，酸性尿の場合は中性付近に補正する必要があります．この質問の場合，尿の pH を確認したところ，pH 5 以下の酸性尿であったとのことでした．

Q：血糖測定装置（電極法）の測定原理は GOD 法ですが，GOD は β-D-グルコースにしか作用しないということを考えると，α-D-グルコースを β-D-グルコースに変換して測定しているのですか？

A：電極法（固定化酵素法）では，α-D-グルコースから β-D-グルコースへの変換は行っていません．ご指摘のように GOD は β-D-グルコースにしか作用しないので，汎用機で使用する試薬（GOD 法）の場合はムタロターゼなどを添加して強制的に α 型から β 型へ変換している場合が多いのです．しかし，電極法では水溶液中で α-D-グルコースと β-D-グルコースの比率が 37：63 で平衡に達していることを前提に，β-D-グルコースの測定値を換算して血糖値としています．

Q：（学生からの質問で）NaF の解糖阻止作用はエノラーゼを阻害するのであれば，解糖系の途中（エノラーゼの手前）のグリセリン酸-2-リン酸のところまでは解糖が進んでしまい，グルコースはすべてなくなってしまうのではないですか？と聞かれました．なぜ NaF で解糖阻止するのですか？

A：血糖は採血後，血液細胞により消費され経時的に減少します．そのため，NaFを添加して解糖を阻止することにより，安定した状態を維持して検査を行います．NaF はエノラーゼを阻害することにより解糖を阻止しています．この機序を考えると，2-ホスホグリセリン酸（グリセリン酸-2-リン酸）までは反応は進みます．ただし，2-ホスホグリセリン酸はグルコースに比較してエネルギー的には不安定な物質なので，平衡定数がかなり低くなります．したがって，グルコースはほとんど分解されないということになります．また，不可逆反応においては濃度勾配ができると反応は進みません．これらのことにより，血糖値（NaF 添加）は採血後若干は低下しますが，その後は安定する結果となります．

Q：FT_3 が測定レンジオーバーした場合，希釈は生食でよいのですか？または緩衝液がよいでしょうか？

A：FT_3 や FT_4 は基本的に希釈直線性がありません．これは試薬メーカーの違いによるものではなく，ホルモンの分子活性によるものなので，希釈測定は不可能です．したがって，レンジオーバーした場合の報告は直線性の上限値以上で報告して下さい．

Q：カルシウムの o-CPC 法の試薬に，8-ヒドロキシキノリンが添加されていますが，どのような効果を期待して添加しているのでしょうか？

A：8-ヒドロキシキノリン（C_9H_7NO）は金属イオンのキレート剤です．Ca を測定するキレート法に Mg の影響を防ぐ目的で添加されています．しかし，多量の Mg が存在する場合は，（薬剤などにより）試薬中の Mg 隠蔽剤である 8-ヒドロキシキノリンと Mg の複合体が 500〜590 nm に吸収をもち，それが o-CPC 法の主波長 546 nm と一致することで正誤差が生じるとの報告もあります．

Q：o-CPC 法の試薬のエタノールアミン緩衝液は温度により pH が変わるといわれていますが，この緩衝液の温度と pH の関係を教えて下さい．

A：エタノールアミン緩衝液の pH を温度との関係から考えると，温度が上がれば pH は下がります．その理由を酸塩基平衡で説明します．pH はアレーニウス説によれば $pH = pK_a + \log \frac{[A^-]}{[HA]}$ と定義されます．ブレンステッド・ローリーの酸塩基説に則って考えると，ある物質から水素イオンがひとつ脱離した化学種をその物質の共役塩基とよび，反対にある物質に水素イオンがひとつ付加した化学種をその物質の共役酸といいます．酸解離定数と塩基解離定数の定義より，ある酸 HA の酸解離定数 K_a と，その共役塩基 A^- の塩基解離定数 K_b の間には次式が成立します．

$$K_a K_b = \frac{[H_2sol^+][A^-]}{[HA]} \cdot \frac{[HA][sol^-]}{[A^-]} = [H_2sol^+][sol^-]$$

すなわち，ある溶媒中での K_a と K_b の積は，その溶媒の自己解離定数に等しくなります．とくに水溶液中では水のイオン積（25°Cで 10^{-14}）に等しくなるため，常用対数表記にすると $pK_a + pK_b = 14$ が成立します．温度が上がると水のイオン積が上がるため，結果的には pK_a の減少をきたし pH が減少します．しかし，汎用自動分析装置では多項目の試薬を搭載しており，そこから発生した炭酸ガスの影響で，pH の高い試薬では pH が下がるといわれています．この現象は，緩衝液の温度が低いほど気体の溶解度が上昇（ヘンリーの法則）するため，その影響が強くみられます．このように，pH は環境要因にも大きく影響されます．とくにエタノールアミン系の緩衝液は緩衝作用が弱いので注意が必要です．

Q：Ca の測定試薬についての質問です．
(1) 試薬の添付文書にブランクが高いとありますが，この試薬ブランクが高いとはどういうことですか？
(2) CPZ Ⅲでは蛋白結合型 Ca は測定できるのですか？
(3) CPZ Ⅲでは EDTA 血漿でも測定できるとなっていますが，どうして測定できるのですか？

A：(1) 試薬ブランクが高いということは初期吸光度が高い，すなわち使用している色原体の分子吸光係数が大きいことを意味しています．

(2) 血清中の Ca は，遊離型，蛋白結合型，そして重炭酸塩やクエン酸などの化合物として存在しているといわれています．臨床検査では総カルシウムとして分析するため，そのすべてを検出する必要があります．キレート法の o-CPC 法は直線性の欠如，Mg の影響，緩衝液の pH が不安定であるなど，さまざまな欠点が指摘されています．同じキレート法であるクロロホスホナゾⅢ（CPZ Ⅲ）は，これらの o-CPC 法の欠点を払拭するべく開発されました．CPZ Ⅲの構造式は直線的な構造をしているため，物理的に結合に有利であるといわれており，蛋白結合型のみならず重炭酸塩やクエン酸などの化合物に対しても反応性が高いと推察されます．

(3) キレート化合物は配位結合で形成されている錯塩であり，そのなかでも多座

配位子によって結合しているものです．また，配位結合は孤立電子対を共有する形であり，共有結合と等価であるといわれています．質問のCPZ Ⅲの試薬のpH環境は酸性側で反応させているため，中性～アルカリ性で強い結合力を示すEDTAの結合力が弱まります．そのため，EDTA血漿でも測定できるといわれていますが，100%の反応性を示すわけではありません．また，EDTAの濃度にも依存しますので，EDTA血漿での測定は避けたほうがよいと思います．

🔴：下記のデータにおいて遺伝子異常をもっている場合，ある疾患への罹患が健康な人々に比較して統計学上有意に高いか否かの証明をお願いします．

A群（すべてある疾患の患者さんです）：
　遺伝子異常をもっている患者さん：4例
　遺伝子異常をもっていない患者さん：478例

B群（すべて健康な人々です）：
　遺伝子異常をもっている健康な人：4例
　遺伝子異常をもっていない健康な人：698例

🔺：N個の観察事象を2つの要因で分類し，その度数配置が行方向と列方向の関連の有無を検定します．すなわち，2つの要因にどの程度関連があるかを確認します（独立性の検定）．この場合の検定方法には，χ^2検定とFisherの直接確率検定があります．標本数が大きい場合は，どちらの方法でも近似的に等しくなるのですが，標本数が少ない場合や数値に偏りがある場合は，前者の方法では不正確な結果になります．そこで，期待値が低い場合はYates補正を行った方がよいとされています．また，別解として回答2では正規分布型での検定で母比率の差の検定を行いましたので，参考にして下さい．

(回答1) 2×2分割表

```
[a][b]＝[  4][  4]       8
[c][d]＝[478][698]    1176
          482  702    1184
```

〈Fisherの直接確率計算法〉

　　P＝0.4223

　　χ^2値＝0.288（自由度＝1，上側確率P＝0.5915）

〈χ^2検定〉

　期待値が低いことを考慮し，Yates補正を行いました．

　　P＝0.4223

　　χ^2値＝0.031（自由度＝1，上側確率P＝0.8606：Yates補正）

　判定は自由度1のχ^2分布としてその確率Pを求め，有意水準αと比較します．

　結論として，有意水準1%および5%においても有意差は認めない結果となりました．

(回答 2) 正規分布型での検定

群	異常あり	異常なし	合計
A	症例：$f_A=4$ 比率：$p_A=f_A/n_A=8.299\times 10^{-3}$	症例：$n_A-f_A=478$	$n_A=482$
B	症例：$f_B=4$ 比率：$p_B=f_B/n_B=5.698\times 10^{-3}$	症例：$n_B-f_B=698$	$n_B=702$
合計	症例合計：$f_A+f_B=8$	1176	1184

表 6-7 統計表

母比率の差の検定を行います．
〈仮説〉

　　帰無仮説 H_0：$p_A=p_B$　（群の間に差がない）
　　対立仮説 H_1：$p_A>p_B$　（A 群の方が高い）
　対立仮説の形式から，右側検定を行います．
〈検定統計量〉

　　合併比率　$p=\dfrac{f_A+f_B}{n_A+n_B}=\dfrac{8}{1184}=6.757\times 10^{-3}$

　　検定統計量　$Z=\dfrac{p_A-p_B}{\sqrt{p(1-p)\left(\dfrac{1}{n_A}+\dfrac{1}{n_B}\right)}}$

これは標準正規分布に従います．
　与えられた条件から，Z の実現値を計算すると

$$Z=\dfrac{8.299\times 10^{-3}-5.698\times 10^{-3}}{\sqrt{6.757\times 10^{-3}(1-6.757\times 10^{-3})\left(\dfrac{1}{482}+\dfrac{1}{702}\right)}}=0.5367$$

有意水準 5% とすると，標準正規分布表より　$Z(0.05)=1.645$
よって，棄却域は　$Z>1.645$
検定統計量の実現値は 0.5367 なので，棄却域に入りません．
したがって，帰無仮説は棄却できないので，帰無仮説を採択します．

　結論として，A 群の比率は B 群の比率より有意に大きいとはいえません．

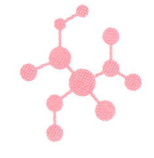

3. データ不良の事例

　日常業務のなかで，異常データに遭遇することは非常に多くあります（第 1 章 自動分析装置参照）．異常データのなかで，明らかなデータ不良を示した事例の一部を紹介します．

測定項目にリニアリティ（直線性）異常が多発する

(確認) リアクションモニタ[注]でタイムコースを確認すると反応中にバラツキがみられる（**図6-3**）．

(原因) 光源ランプ劣化による光量の変化

(対応) 機械的には光学系の異常が考えられるので，光源ランプの交換やフォトキャル，セルブランクを行う．

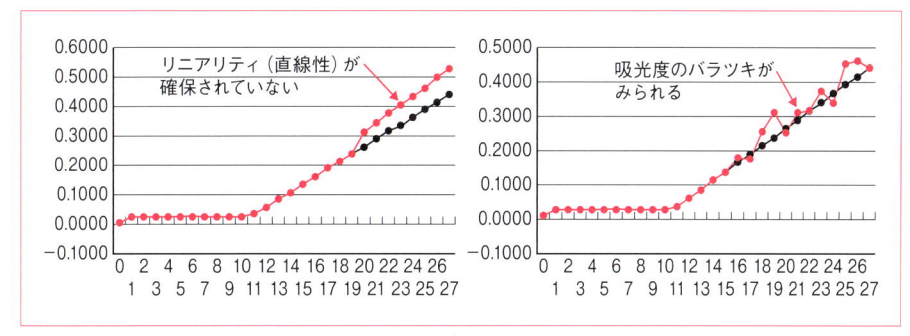

図6-3 リアクションモニタでタイムコースを確認

> **memo**
> NADH系の項目（340 nm）にリニアリティ異常が多発した場合は，光源ランプの劣化を疑う．

(注)：タイムコースを確認する画面の名称は分析装置メーカーにより異なります．

　　　ベックマン・コールター：リアクションモニタ

　　　日立製作所：反応過程モニタ

　　　東芝：タイムコースモニタ

　　　日本電子：反応過程モニタ

Feデータに突発的な異常高値や再現性不良が認められる

(確認) 同時再現性：3検体ごとにデータ異常（高値），その他のデータでは再現性は良好

装置確認：ポジション1のR1攪拌棒にコーティング削れ（**図6-4**）

(原因) 攪拌棒が曲がったことによるテフロンコーティング削れ

(対応) 攪拌棒位置確認・攪拌棒交換

(解説) 一定の割合で異常値が出現した場合，使用している分析装置の機構に依存している可能性が非常に高くなりますので，分析装置の機械的特徴を把握しておくことが大切です．本件で使用している分析装置は，攪拌棒が3ブロックに分かれており，1つのブロックに内側と外側のセルを攪拌するための攪拌棒が2本ついた形となっています．そのため1本の攪拌棒に不具合があった場合は，3検体ごとにデータ異常を起こす可能性が出

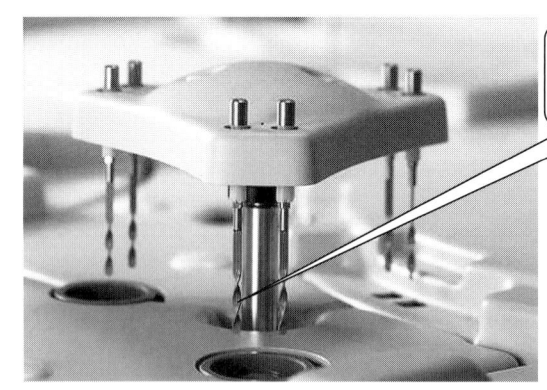

図6-4　攪拌棒のテフロンコーティングが削れ金属が露出

てきます．とくにFeの場合は低濃度（$\mu g/dL$）であるため，コンタミの影響を受けやすいと考えられます．

Ca測定値が25 mg/dLと異常高値となった

（確認）リアクションモニタを確認したが反応過程にて異常はみられない
　　　　試薬確認：試薬ブランク・検量線情報，試薬Lot，ボトルNo.情報確認
　　　　　　　　検体測定時と検量線校正時の試薬ボトルが異なる
（原因）Caの試薬を交換した後，キャリブレーション（検量線校正）を実施せず測定した
（対応）キャリブレーションの実施と試薬交換後運用手順の明確化
（解説）試薬ブランクが上昇しやすい項目では，キャリブレーションを実施したときの試薬状態により，検量線が大きく異なります．本件では，検体測定時とキャリブレーション実施時の試薬が異なることから，測定値に影響を与えたと考えられます．試薬交換した際には，コントロール（管理血清）を測定するか，キャリブレーション（検量線校正）を行うなど，運用手順を検査科内で明確化しておく必要があります．
（関連事例）
　ALP（JSCC, EAE緩衝液）：pHが至適条件から変化してデータ低値化（臨床化学Q&Aの項を参照）
　TP, ZTT, TTT：試薬pHが至適条件から変化してデータ低値化（臨床化学Q&Aの項を参照）
　HbA1c（免疫測定）：抗血清試薬調製後2時間以上静置，調製直後安定性不良
　TG：グリセロール消去能力低下

異常低値データや残量があるのに試薬なしエラーの出現

（原因）試薬ボトル内の泡による液面の誤検知
（1）試薬ボトル内に泡が発生していると試薬を定量吸引できないため，測定値異常となる．

(2) 試薬ボトル内の液量が多い場合，ボトル回転時に泡が発生し，試薬残量不足や試薬残量なしの表示となる．
（対応）試薬搭載時の試薬量の確認と気泡の除去
　　　　界面活性剤が多く入っている試薬では，とくに注意する．

BUN 試薬ブランクが測定ごとに変動し，それに伴い測定値も変動
（原因）BUN（アンモニア未消去法）試薬がガス化したアンモニアと反応した．
（対応）アンモニアを発生しやすい試薬と BUN 試薬のセット位置を隣接しないように変更する．またはアンモニア消去法の試薬に変更する．

T-Bil（酵素法）の測定値が異常低値や異常高値を示した
（確認）タイムコースを確認する．
（解説）ビリルビンの測定では，酵素法や化学酸化法を用いた場合，ビリルビンを酸化させることにより，その減少度から濃度を算出します（第4章 測定原理を参照）．したがって，R2（第2試薬）分注後，吸光度は減少していきます．試薬分注後に生じた濁りが原因となり，測定値の異常低値や異常高値を引き起こします（図6-5）．

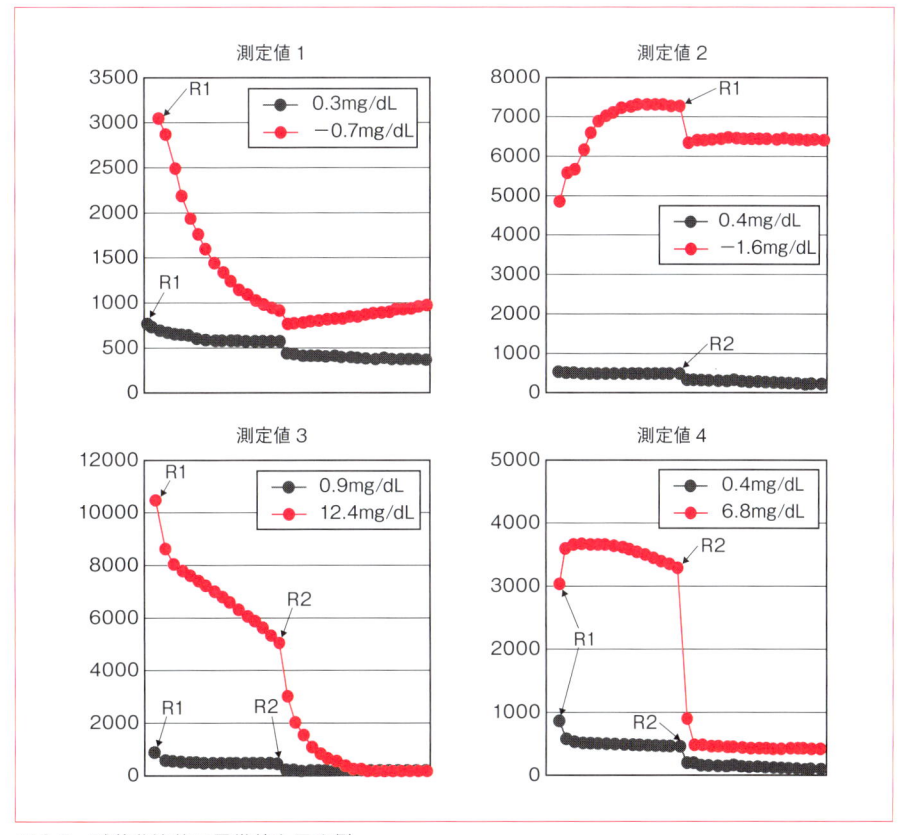

図6-5　試薬分注後に異常値を示す例

測定値1（異常低値）：R1（第1試薬）分注後，生じた濁りは減少しているが，R2（第2試薬）分注後に再度濁りを生じたため，測定値がマイナスデータとなった．

　測定値2（異常低値）：R1分注後から濁りを生じ，R2分注後も濁りが減少せず，マイナスデータとなった．

　（2例はともにIgM型のM蛋白）

　測定値3（異常高値）：R1反応時に濁りを完全に消去できなかったため，R2添加後のビリルビン消去反応と濁り消去がプラスされ高値に測定された．

　測定値4（異常高値）：R1反応時に濁りが生じ，R2分注後のビリルビン消去反応と濁り消去がプラスされ高値に測定された．

　（2例はともにIgM型のM蛋白）

memo

　M蛋白は試薬と反応して不溶性の濁りを生じることがあり，これが原因で測定値に影響を及ぼすことがあるので，リアクションモニタで反応タイムコースを確認することが必要である．

参考資料

[主な生化学自動分析装置]

	機種名	*最大処理能力（test／H）
ベックマン・コールター	AU480	800
	AU680	1200
	AU5800 シリーズ	
	AU5810	2900（2フローセル：3800）
	AU5820	4900（2フローセル：5800）
	AU5830	6900（2フローセル：7800）
	AU5840	8900（2フローセル：9800）
日立	LABOSPECT006	1900
	LABOSPECT008＜タイプ1＞	2900
	LABOSPECT008＜タイプ2＞	4900
	LABOSPECT008＜タイプ3＞	6900
	LABOSPECT008＜タイプ4＞	8900
東芝	TBA120FR	1200
	TBA2000FR	1800
	TBA－c8000	1200
	TBA－c16000	1800
日本電子	JCA－BM6010	1200
	JCA－BM6050	1800
	JCA－BM6070	2400
	JCA－BM9130	1800
	JCA－BM8000 シリーズ	
	JCA－BM8020	4200
	JCA－BM8040	6600
	JCA－BM8060	9000

*ISE 含

ベックマン・コールター（BECKMAN COULTER）

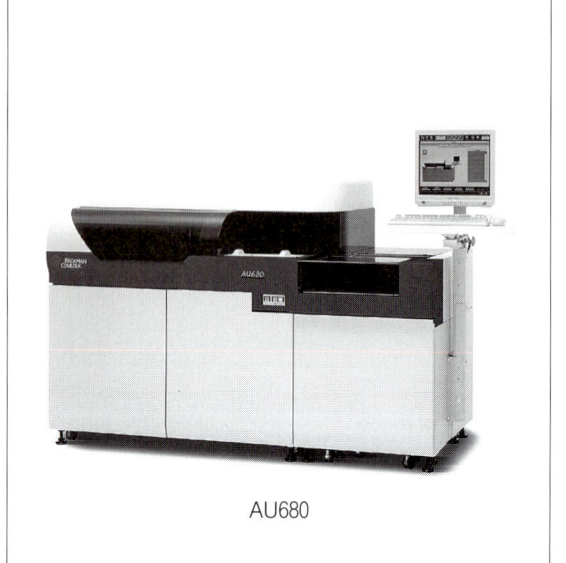

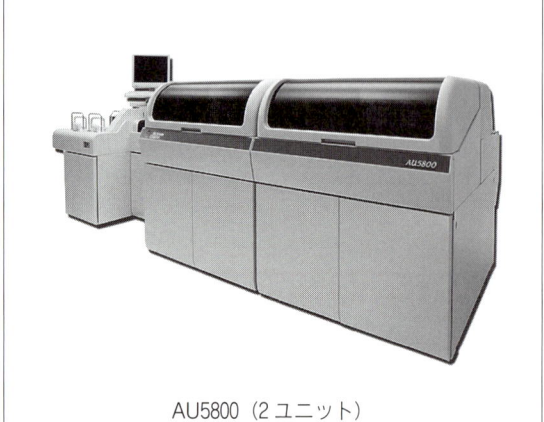

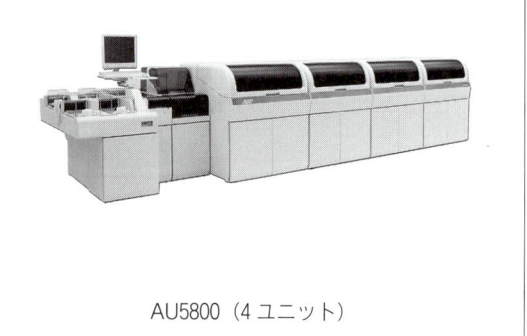

AU480

AU680

AU5800（2ユニット）

AU5800（4ユニット）

日立製作所

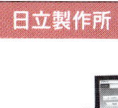

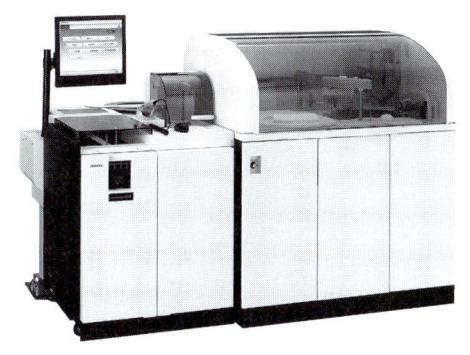

LABOSPECT006

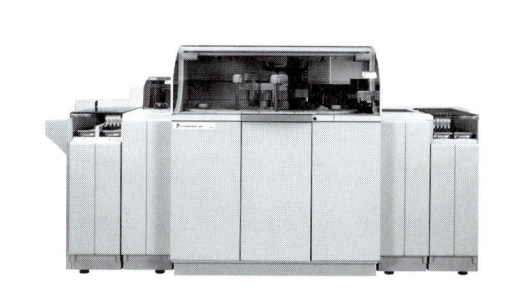

LABOSPECT008

東芝（TOSHIBA）

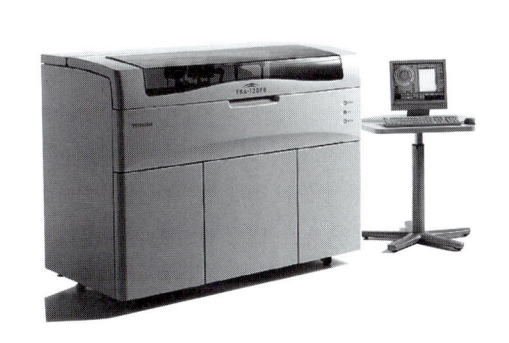

TBA120FR

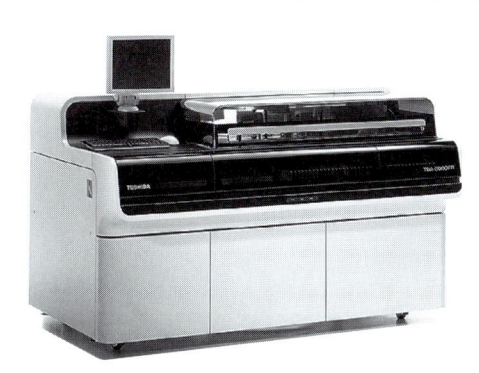

TBA2000FR

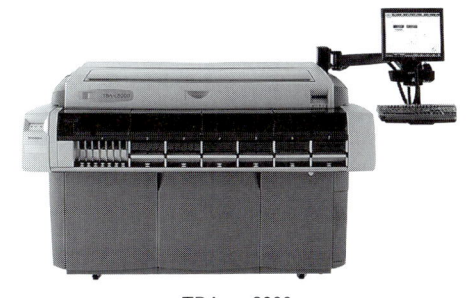

TBA−c8000

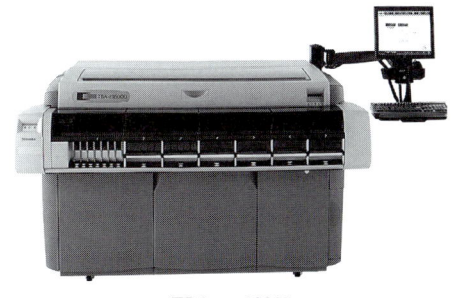

TBA−c16000

日本電子（JEOL）

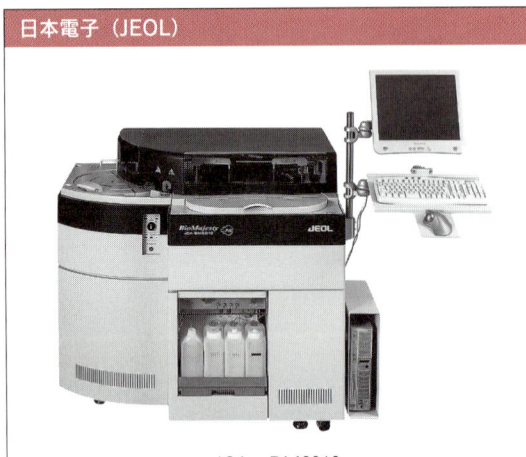

JCA−BM6010

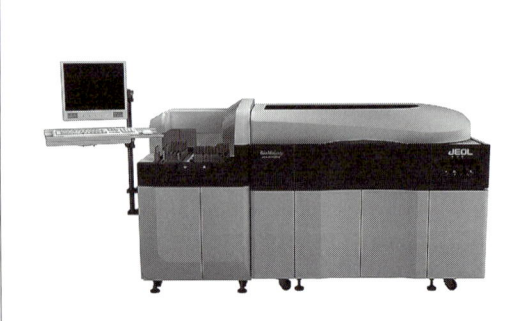

JCA−BM6050

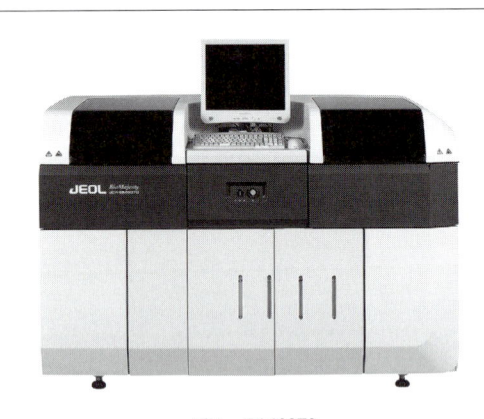

JCA−BM6070

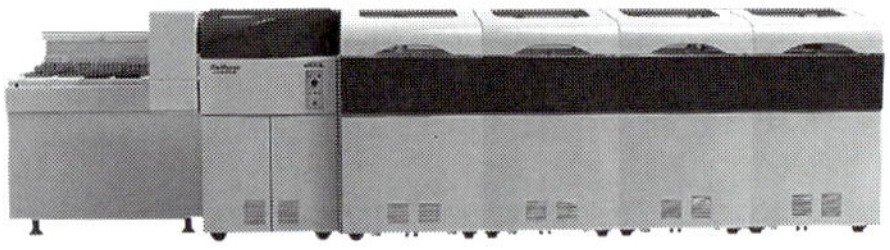

JCA−BM8000 シリーズ（BM8040）

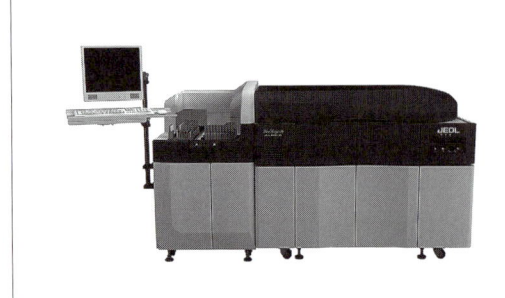

JCA−BM9130

[主な免疫化学測定装置]

ロシュ・ダイアグノスティックス

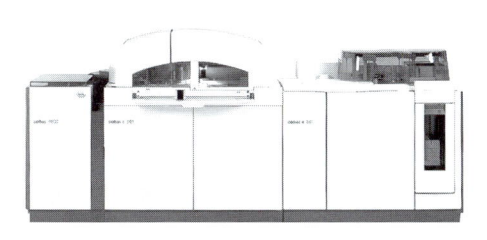

Cobas6000 501 601　生化学と免疫化学の連結機

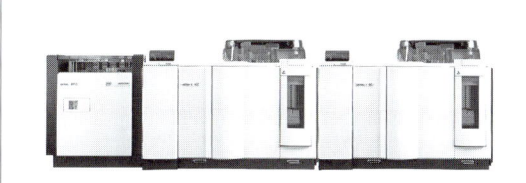

Cobas8000 シリーズ

アボット・ジャパン

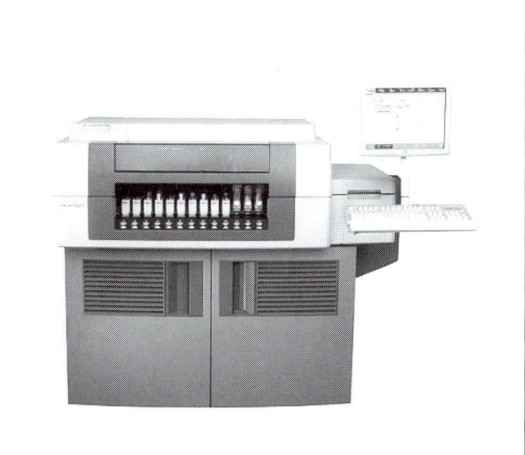

ARCHITECT® i1000SR

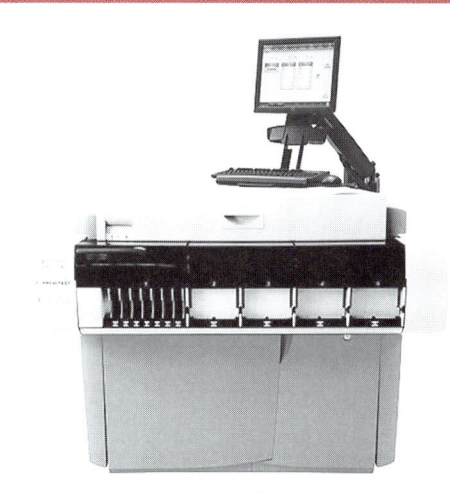

ARCHITECT® i2000SR

シーメンス・ヘルスケア・ダイアグノスティックス

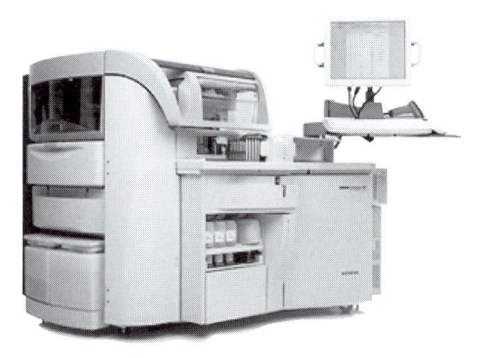

ADVIA CentaurXP

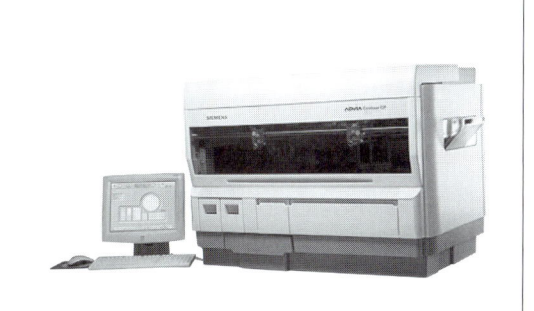

ADVIA CentaurCP

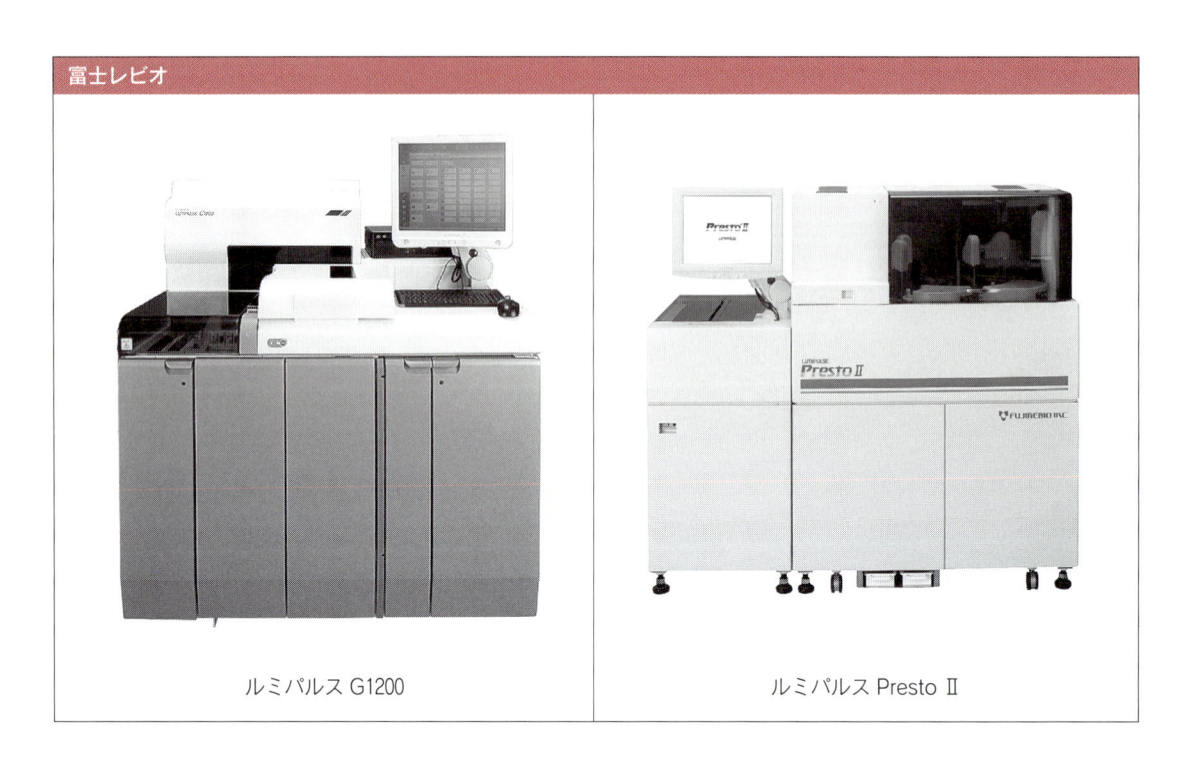

富士レビオ	
ルミパルス G1200	ルミパルス Presto II

[主な検体分注装置]

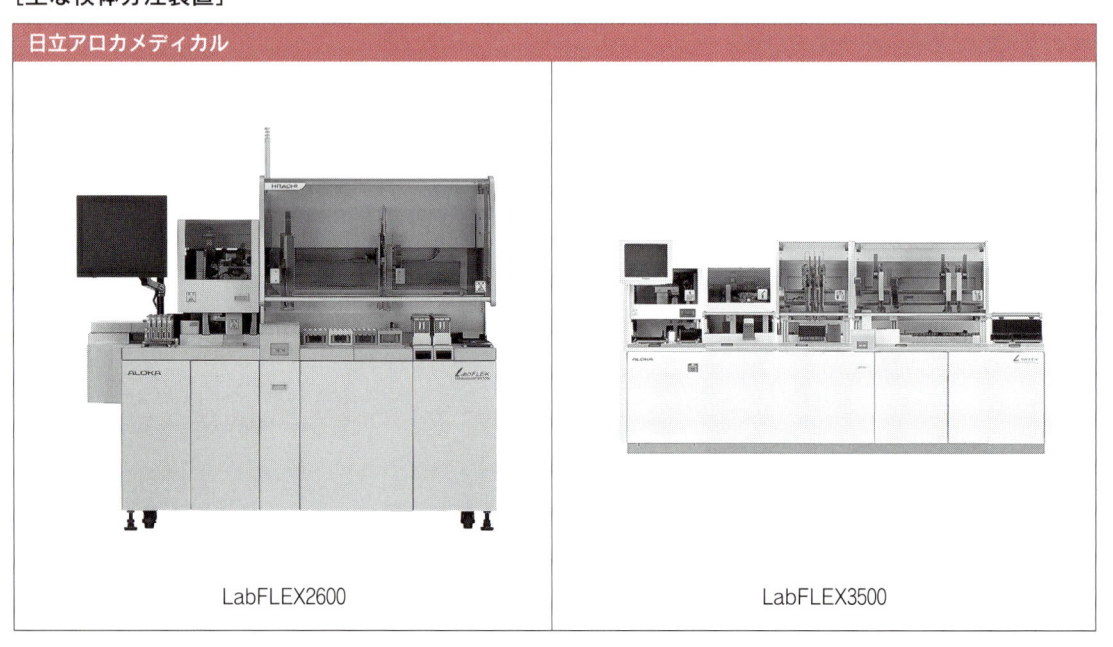

日立アロカメディカル	
LabFLEX2600	LabFLEX3500

アイディエス

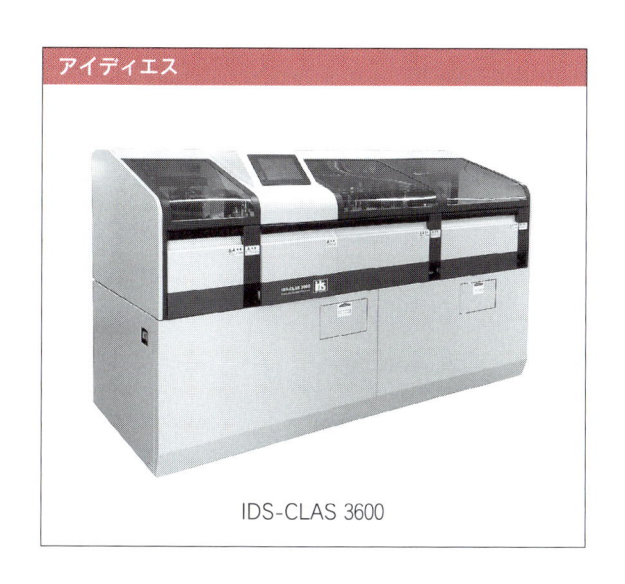

IDS-CLAS 3600

[主な血糖，HbA1c 測定装置]

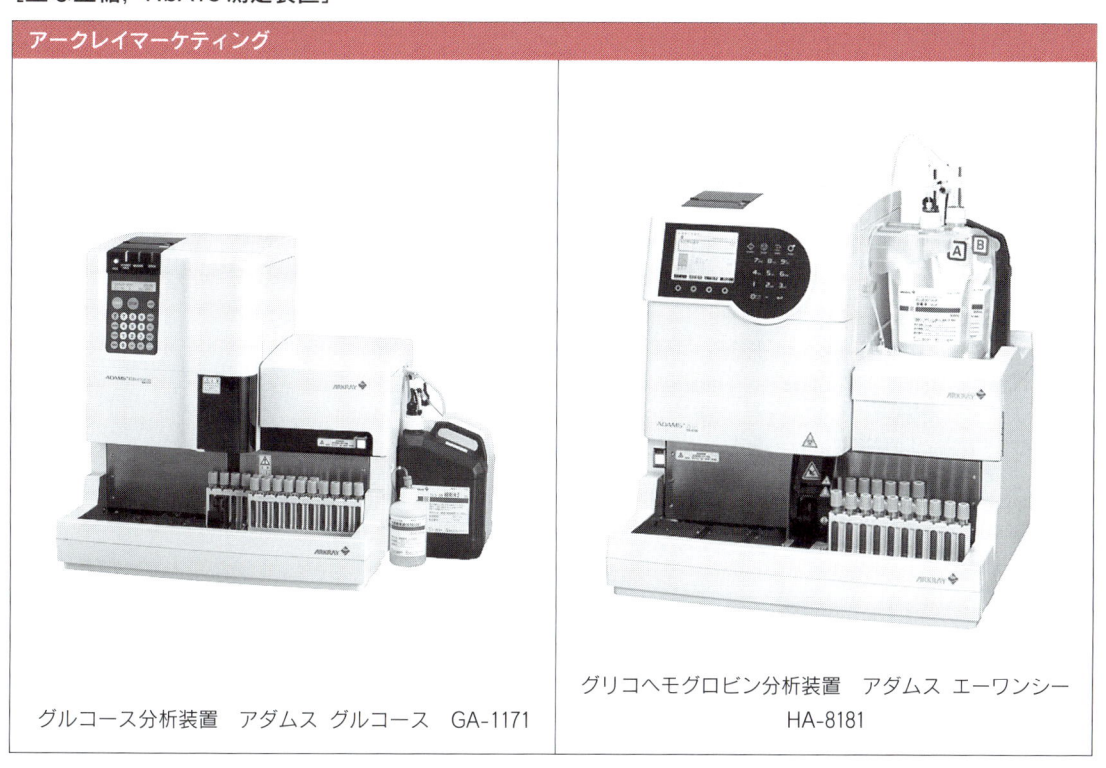

アークレイマーケティング

グルコース分析装置　アダムス　グルコース　GA-1171

グリコヘモグロビン分析装置　アダムス　エーワンシー HA-8181

エイアンドティー

グルコース分析装置　GA09

グルコース＋Hb-A1c測定装置（連結）
GA09（エイアンドティー）＋HLC-723 G11（東ソー）

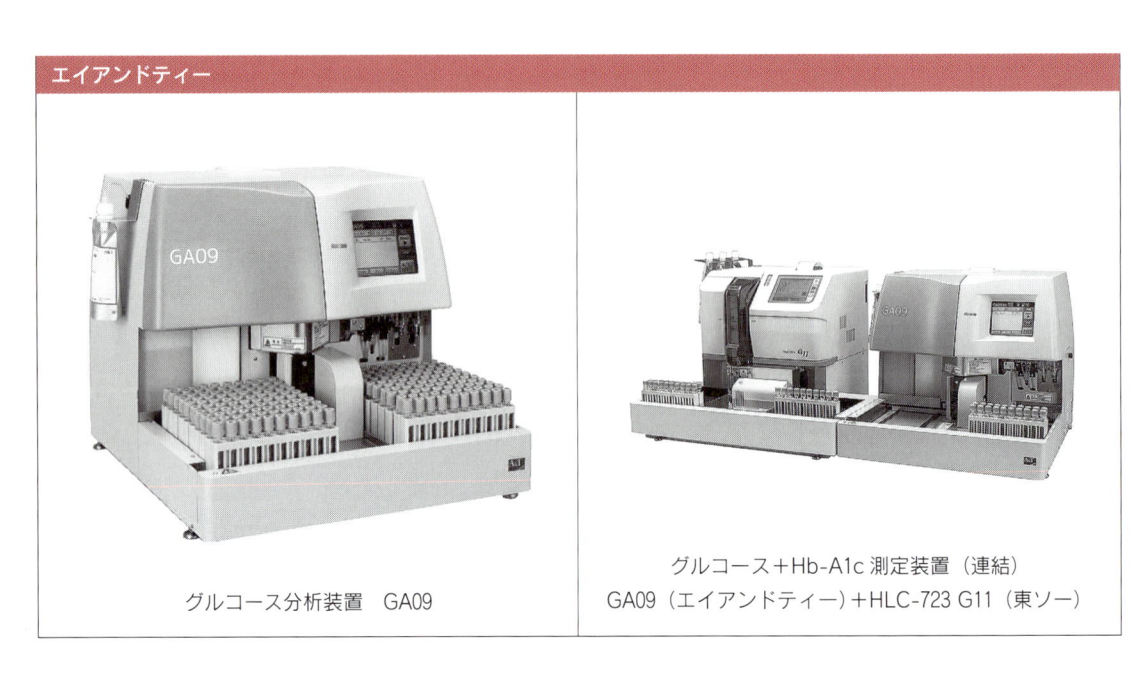

[遺伝子解析装置]

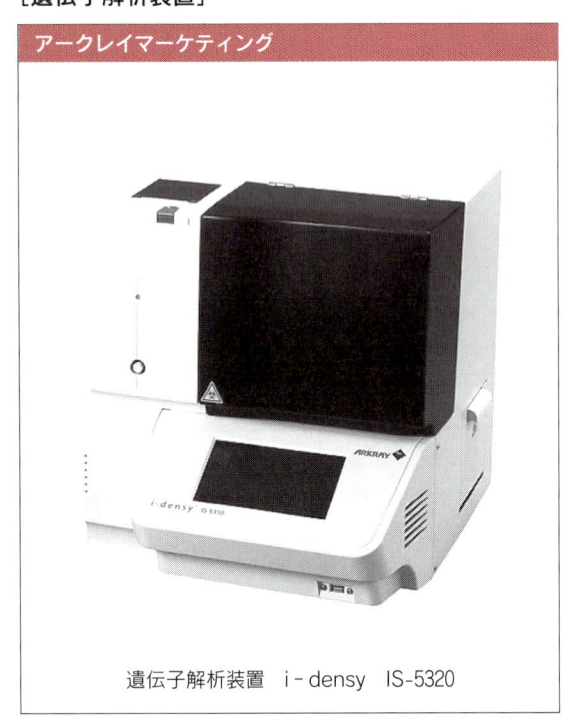

アークレイマーケティング

遺伝子解析装置　i-densy　IS-5320

参考文献

1) 生化学自動分析装置の異常データ事例集 Ver.1.4．日本臨床検査自動化学会会誌，**31**：2006．
2) 自動分析異常の解析技術マニュアルおよび自動分析運用指針 Ver.1.7．日本臨床検査自動化学会会誌，**35**：2010．
3) 臨床検査における測定の不確かさ算出・活用マニュアル Ver.1.4．日本臨床検査自動化学会会誌，**33**：2008．
4) 遠藤克巳，三和一智：生化学ガイドブック（改訂第3版増補）．南江堂，2006．
5) 浦山　修，他：臨床化学検査学第3版．医歯薬出版，2010．
6) 三村邦裕，他：臨床検査総論第3版．医歯薬出版，2010．
7) 大澤　進，他：検査管理総論第4版．医歯薬出版，2010．
8) 菅野敬祐，高山文雄，吉村和美：Cによるスプライン関数―データ解析CG微分方程式．桜井　明監修，東京電機大学出版局，1993．
9) 千葉正志，川崎誠司：データマイニングを利用した個別結果検証の実例―出現実績ゾーン法の効果とデータ集―．エイアンドティー，2008．
10) 千葉正志：出現実績ゾーン法のすべて―効率的な結果検証を目指して―．エイアンドティー，2010．
11) 丹後哲郎：新版医学への統計学．古川俊之監修監修，朝倉書店，1993．

協力企業一覧

株式会社　アイディエス
アークレイマーケティング株式会社
アボット　ジャパン株式会社
アルフレッサファーマ株式会社
株式会社　エイアンドティー
栄研化学株式会社
株式会社 LSI メディエンス
オーソ・クリニカル・ダイアグノスティックス株式会社
小野薬品工業株式会社
株式会社　カイノス
関東化学株式会社
協和メデックス株式会社
シーメンスヘルスケア・ダイアグノスティックス株式会社
株式会社シノテスト
シスメックス株式会社
積水メディカル　株式会社
株式会社　セロテック
テルモ　株式会社
デンカ生研株式会社
東芝メディカルシステムズ　株式会社
東ソー　株式会社
東洋紡株式会社
ニットーボーメディカル株式会社
ニプロ　株式会社
日本電子　株式会社
日本ベクトン・ディッキンソン　株式会社
日立アロカメディカル　株式会社
株式会社　日立ハイテクノロジーズ
富士レビオ株式会社
ベックマン・コールター　株式会社
ロシュ・ダイアグノスティックス株式会社
和光純薬工業株式会社

索 引

あ

アイソザイム	53
亜硝酸酸化法	84
アスパラギン酸アミノトランスフェラーゼ	52
アデニン	92
アミラーゼ	58
アラニンアミノトランスフェラーゼ	52
アルカリホスファターゼ	56
アルブミン	45
アルブミン補正	79
アンモニア	73

い

イオン選択電極法	75
異好抗体	8
異常蛋白	8
異常データ	1, 2, 112
異常ヘモグロビン	9
異常リポ蛋白	107
遺伝子検査	91

う

ウラシル	92
ウレアーゼ-GLDH 法	69
ウレアーゼ-LED 法	70

か

外部精度管理	17, 23
化学発光酵素免疫測定法	85
化学発光免疫測定法	86
カリウム	75
カルシウム	77
間隔尺度	35
管理図	17

き

希釈直線性試験	8
希釈法	41
キシリジルブルー法	81
北村の許容誤差範囲	22
極端値チェック	27
キレート法	79

く

グアニン	92
グリコアルブミン	50
グルコース	46
クレアチニン	71
クレアチンキナーゼ	60
クロール	75

け

血清浸透圧	76
血清鉄	82
血糖	11, 46
検査過誤	17
検出限界	41

こ

酵素	52
酵素活性単位	42
酵素阻害	103
酵素法	50, 51, 68, 71, 72, 74, 78, 79, 80, 81, 84
酵素免疫測定法	85
項目間チェック	27
誤差	18
誤差の許容限界	22
固定化酵素電極法	47
個別管理手法	17
コリンエステラーゼ	54

さ

サンプリング不良	2

し

自己抗体	8
脂質	62
自動分析装置	1
シトシン	92
出現実績ゾーン法	28
順序尺度	35
順序分類尺度	35

す

スプライン関数	39

せ

生化学自動分析装置	117
正確さ	19
精確性	37
正常者平均法	27
生殖細胞系列遺伝子検査	91
精度管理	17, 22
精度保証	17
精密さ	19
前回値チェック	28

そ

総コレステロール	62
総蛋白	45
双値法	24, 25
総ビリルビン	83
測定原理	45
測定誤差	18
測定体系	37

た

タイムコース	3
多点検量線	38

蛋白 …………………………… 45

ち
チミン ………………………… 92
中性脂肪 ……………………… 63
直接ビリルビン ……………… 83
直線性 ………………………… 113

て
デオキシリボ核酸 …………… 92
鉄結合能 ……………………… 82
デルタチェック法 …………… 17
電解質 ………………………… 74
添加回収試験 ………………… 22
電気泳動法 …………………… 94
電気化学発光免疫測定法 …… 87

と
統計学 ………………………… 31
同時再現性 …………………… 19
糖質 …………………………… 11
糖尿病神経障害 ……………… 12
糖尿病腎症 …………………… 12
糖尿病診断基準 ……………… 12
糖尿病網膜症 ………………… 12
ドライケミストリー法 ……… 74
トレーサビリティ …………… 37

な
内部精度管理 ……………… 17, 23
ナトリウム …………………… 74
ナンバープラス法 …………… 27

に
二重らせん構造 ……………… 92
日差再現性 …………………… 19
乳酸脱水素酵素 ……………… 53
尿酸 …………………………… 72
尿素窒素 ……………………… 69

ぬ
ヌクレオチド ………………… 92

は
バソフェナントロリン法 …… 82
バナジン酸酸化法 …………… 84
パニック値 …………………… 2

ひ
ヒストン ……………………… 92
非蛋白窒素化合物 …………… 69
ヒト遺伝子学的検査 ………… 91
非特異反応 …………………… 8
ヒト体細胞遺伝子検査 ……… 91
病原体遺伝子検査 …………… 91
病原体核酸検査 ……………… 91
標準偏差 ……………………… 19
氷点降下法 …………………… 77
比例尺度 ……………………… 35

ふ
不確かさ ……………………… 18
フィブリン …………………… 8
フィブリン析出 ……………… 2
普遍標準偏差 ………………… 32
普遍分散 ……………………… 31
プラスマイナス管理図法 …… 24
ブロムクレゾールグリーン法 … 46
ブロムクレゾールパープル法 … 46

へ
ヘモグロビン A1c …………… 48
変動係数 ……………………… 19

ほ
ポリヌクレオチド …………… 92
ポリメラーゼ連鎖反応 ……… 94

ま
マグネシウム ………………… 81
マクロ CK …………………… 101
マルチルール管理法 ……… 23, 24

む
無機リン ……………………… 79

め
名義尺度 ……………………… 35
免疫化学 ……………………… 85
免疫化学測定装置 …………… 121
免疫阻害比濁法 ……………… 49
免疫阻害法 ………………… 60, 61
免疫比濁法 …………………… 88

ゆ
遊離脂肪酸 …………………… 68

ら
ラテックス凝集反応 ………… 87
ラテックス凝集法 …………… 49

り
リアルタイム PCR 法 …… 95, 96
リニアリティ ………………… 113
リボ核酸 ……………………… 92
リン脂質 ……………………… 67

る
累積デルタチェック法 ……… 28
累積和法 …………………… 24, 26

れ
連結可能匿名化 ……………… 97

ろ
ロイシンアミノペプチダーゼ 57

A

adenine ·············· 92
alanine aminotransferase ···· 52
ALB ·············· 45
albumin ·············· 45
alkaline phosphatase ·········· 56
ALP ·············· 56
ALT ·············· 52
AMY ·············· 58
amylase ·············· 58
aspartate aminotransferase · 52
AST ·············· 52
AZ Ⅲ法 ·············· 78

B

BCG法 ·············· 46
BCP法 ·············· 46
Biuret法 ·············· 45
blood urea nitrogen ············ 69
BUN ·············· 69

C

Ca ·············· 77
ChE ·············· 54
cholinesterase ·············· 54
CK ·············· 60
CK-MB ·············· 61
Cl ·············· 75
CLEIA ·············· 85
CLIA ·············· 86
COD-POD法 ·············· 63
coefficient of variation ·········· 19
CPZ Ⅲ法 ·············· 78
CREA ·············· 71
creatine kinase ·············· 60
creatinine ·············· 71
CV ·············· 19
cytosine ·············· 92

D

D-BIL ·············· 83
deoxyribo nucleic acid ········ 92
direct bilirubin ·············· 83
DNA ·············· 92
DNAシークエンス法 ······ 96, 97

E

ECLIA ·············· 87
EGFR ·············· 99
EIA ·············· 85
ELISA ·············· 85

F

Fe ·············· 82
FFA ·············· 68
FISH法 ·············· 96, 97
fluorescence *in situ* hybridization法 ·············· 97
free fatty acid ·············· 68

G

GA ·············· 50
GDH法 ·············· 47
GK-G-6-PDH法 ·············· 47
GK-GPO法 ·············· 64
glucose ·············· 46
glycoalbmin ·············· 50
guanine ·············· 92

H

HAMA ·············· 8
HbA1c ·············· 9, 10, 13, 48
HbF ·············· 9
HDL-C ·············· 65
HDL-コレステロール ·········· 65
high destiny lipoprotein-cholesterol ·············· 65

HK-G-6-PDH法 ·············· 47
HPLC法 ·············· 9, 49
human anti-mouse antibody ··· 8

I

IP ·············· 79

J

Jendrassik-Gróf法 ············ 83
J-G法 ·············· 83
JSCC勧告法 ··· 48, 50, 52, 53, 54, 55, 56, 59, 61, 63, 64, 66, 67, 72, 73, 75
JSCC勧告法準拠試薬 ·········· 59
JSCC常用基準法 ·············· 59
JSCC標準化対応法 ············ 59

K

K ·············· 75
k-ras ·············· 99

L

LAP ·············· 57
LD ·············· 53
LDL-C ·············· 66
LDL-コレステロール ·········· 66
leucyl aminopeptidase ········ 57
L-lactate dehydrogenase ···· 53
low density lipoprotein cholesterol ·············· 66
low-highチェック ············ 27

M

Malloy-Evelyn法 ············ 83
Mg ·············· 81
Michaelis-Mentenの式 ······ 106
Michaelis-Mentenの説 ······ 105
MXB法 ·············· 78

N

Na	74
NGSP 値	48, 49
NH₃	73
nitroso–PSAP 法	82

O

o–CPC 法	77

P

P.P.法	41
P-AMY	60
P-amylase	60
PCR	94
phospholipids	67
PL	67
polymerase chain reaction	94
precision	19
precision profile 法	41
P 型アミラーゼ	60

R

ribo nucleic acid	92
RNA	92

S

SD	19
SI 単位	42
standard deviation	19

T

T-BIL	83
TCHO	62
TG	63
thymine	92
TIBC	82
Tonks の許容誤差範囲	22
total bilirubin	83
total cholesterol	62
total protein	45
TP	45
triglyceride	63
trueness	19

U

UA	72
UIBC	82
urasil	92
uric acid	72

X

$\overline{X}-R$ 管理図法	23
$\overline{X}-Rs-R$ 管理図法	23
$\overline{X}-R$ 管理図法	24
$\overline{X}-Rs-R$ 管理図法	24

1

1,5-AG	51
1,5-anhydro-D-glucitol	51
1,5-アンヒドログルシトール	51

2

2SD 法	41

γ

γ-glutamyltransferase	55
γ-GT	55
γ-グルタミルトランスフェラーゼ	55

【著者略歴】

志保　裕行
- 1981年　道立衛生学院卒業
- 1981年　国立西札幌病院（現北海道医療センター）
- 1994年　国立札幌病院（現北海道がんセンター）生化学主任
- 2004年　独立行政法人国立函館病院
- 2006年　独立行政法人国立西札幌病院
- 2008年　独立行政法人国立函館病院臨床検査科副技師長
- 2012年　独立行政法人国立病院機構旭川医療センター臨床検査科技師長
- 2015年　独立行政法人国立病院機構北海道がんセンター臨床検査科技師長
- 現在に至る
- 認定臨床化学者（日本臨床化学会）

若月　香織
- 1991年　北海道大学医療技術短期大学部卒業
- 1992年　国立札幌病院（現北海道がんセンター）
- 2004年　独立行政法人国立病院機構北海道がんセンター
- 2013年　独立行政法人国立病院機構北海道医療センター主任技師
- 2014年　独立行政法人北海道がんセンター主任技師
- 現在に至る
- 認定臨床化学者（日本臨床化学会）

玉川　進
- 1986年　旭川医科大学卒業
- 1986年　旭川医科大学麻酔学講座
- 2000年　旭川医科大学第一病理学講座
- 2010年　独立行政法人国立病院機構旭川医療センター臨床検査科部長・病理診断科
- 現在に至る
- 医学博士

【イラスト】
侑彩（ペンネーム）

これから始める臨床化学　　ISBN 978-4-263-22674-2

2015年1月10日　第1版第1刷発行
2018年8月10日　第1版第3刷発行

著　者　志　保　裕　行
　　　　若　月　香　織
　　　　玉　川　　　進
発行者　白　石　泰　夫
発行所　医歯薬出版株式会社
〒113-8612　東京都文京区本駒込1-7-10
TEL．（03）5395-7620（編集）・7616（販売）
FAX．（03）5395-7603（編集）・8563（販売）
https://www.ishiyaku.co.jp/
郵便振替番号　00190-5-13816

乱丁・落丁の際はお取り替えいたします　　印刷・真興社／製本・榎本製本
© Ishiyaku Publishers, Inc., 2015. Printed in Japan

本書の複製権・翻訳権・翻案権・上映権・譲渡権・貸与権・公衆送信権（送信可能化権を含む）・口述権は，医歯薬出版（株）が保有します．

本書を無断で複製する行為（コピー，スキャン，デジタルデータ化など）は，「私的使用のための複製」などの著作権法上の限られた例外を除き禁じられています．また私的使用に該当する場合であっても，請負業者等の第三者に依頼し上記の行為を行うことは違法となります．

JCOPY ＜出版者著作権管理機構　委託出版物＞
本書をコピーやスキャン等により複製される場合は，そのつど事前に出版者著作権管理機構（電話03-3513-6969，FAX 03-3513-6979，e-mail:info@jcopy.or.jp）の許諾を得てください．